医学的 10 大重要进程

夏媛媛　著

东南大学出版社
·南京·

图书在版编目(CIP)数据

医学的 10 大重要进程/夏媛媛著. —南京：东南大学出版社,2012.6

ISBN 978 - 7 - 5641 - 3434 - 1

Ⅰ. ①医… Ⅱ. ①夏… Ⅲ. ①医学史-世界
Ⅳ. ①R - 091

中国版本图书馆 CIP 数据核字(2012)第 079060 号

医学的 10 大重要进程

出版发行：东南大学出版社
出 版 人：江建中
社　　址：南京四牌楼 2 号　　邮编：210096
电　　话：(025)83793330 　(025)83362442(传真)
网　　址：http://www. seupress. com
经　　销：全国各地新华书店
印　　刷：江苏兴化印刷有限公司
开　　本：700mm×1000mm　1/16
印　　张：12
字　　数：223 千字
版　　次：2012 年 6 月第 1 版　2012 年 6 月第 1 次印刷
书　　号：ISBN　978-7-5641-3434-1
定　　价：30.00 元

本社图书若有印装质量问题,请直接与营销部联系。电话:025 - 83791830

前　言

从人类开始劳动以来,医学就在实践中诞生了。从原始社会到我们刚刚进入的 21 世纪,医学的发展在日益加速,新的药物、新的仪器、新的理论、新的技术层出不穷。转眼间,现在的新发展又将成为医史研究者笔下的历史,医学的历史就在这些一代又一代的新发展中越书越厚。因此,在如此短小的篇幅里,要勾勒出人类战胜病魔、自我救疗的历史全貌,几乎是不可能完成的任务,也是十分吃力的事。然而,这恰是本书想努力办到的事情。本书并不企图成为一种世界范围的医学通史,也不试图去涉及世界上其他各种不同的医疗保健体系。对这些医学传统的省略并非是认为它们的历史不重要,为了更好地研究这些问题,必须做更多的工作,包括更多的细节和更多的主题。由于篇幅所限,只得忍痛割爱。

为此,作者不得不在浩如烟海的医学史实中筛选出医学进程中的十个重大的里程碑。也许有人会问:为何是这十个而不是其他? 的确,在医学史上重要的史实太多,以何标准来取舍是首先要考虑的问题。究竟是从各个年代中筛选,或是从不同国家中筛选,又或是从诸门学科中筛选?

最终,在这些医学成就中作者找到了两条线索:一条逻辑线索,一条历史线索。

第一条逻辑线索即医生构建现代医学体系的逻辑顺序。在这一过程中,医生们提出了一个个相互关联的疑问并试图逐一解决。首先他们拷问自己:人究竟是什么,人体的结构如何? 此问题的解决建立起了解剖学这一医学的基础学科。接着医生们试图解释异常发生的原因:疾病究竟是体液的问题还是器官组织、细胞的变化? 当疾病的外部原因找到后,医生们又困惑于正常的人体如何运转? 通过内分泌学的建立,医生们为我们揭示了生命的奥秘。然而最终这一切都是为了治疗疾病,那么疾病出现后部位在何处,通过什么手段来确定位置? 医学家们则联合了其他学科的学者对医学的诊断技术进行了改进。接下来的治疗则由药物而手术,由外因而内因。当对已有疾病治疗手段的探索暂告一段落后,医生们则开始考虑能否对"未病"进行预防,因而开拓了疫苗、接种这一领域。最终,医生们开始思考如何维持健康,反思怎样的医学是患者所需。

当然,每一个疑问的解决并非凭借一人之力,也绝非一时之功,它是数代人的心血所凝成。因此第二条历史线索便是医生们构建每一重大进程的历史顺序。正是由于几代甚至十几代医家前赴后继的努力,一座座里程碑从只有只砖片瓦到傲然屹立。在第二条线索中,作者则试图厘清这些医家在工作上的承前启后关系。然而在这些工作中,知名的医家已为数不少,默默无闻的耕耘者更是不可胜数,书中所列的仅仅是代表而非全部,把荣誉给予这些杰出代表的同时也希望藉此向那些默默的耕耘者表达敬意。

本书寄望于此双条线索之中,让读者了解人类到底已经取得了什么样的医学成就以及这些成就是如何取得的,而且还能对人类未来的医学可能性有所把握。因为从最遥远的过去一直到我们现在,医学思想,这个人类治病救人理想的最高尚的表现,始终保持着明显的历史统一,而只有具备了对过去历史的知识和了解,才能明白或判断今天的医学。正如医学史家卡斯蒂廖尼在其百万字的巨著《医学史》的序言中所说:"在科学史上,正如在任何一种表达人类智慧和感情的历史上一样,过去永远不是过去,而是延续至今的、非常活跃地表现在现在的每个形式、每个现象之中。"

目　录

饮食中的健康——维生素与营养学

路在何方——医学模式的转变

人体是什么

——解剖学的开始

盖仑认为，医生如无解剖学知识犹如建筑师没有设计图。可是为了获得这一份人体的设计图，人们却是费尽周折。中国的历史上固然有"身体发肤，受之父母，不能毁伤"的教诲，曾经各国的宗教也均不允许人们剖开尸体，了解构造。聪明的医生便用动物的尸体来替代人体，意图探一究竟。果真按此发展下去，人医便和兽医毫无分别。幸好一些极富勇气的医生决心改变这种状况，不惜以当时所谓离经叛道的行为，甚至以生命为代价开拓了真正的解剖学……

一、伟大医生的错误认识

在古代,宗教的力量绝对不允许人们系统地解剖分析尸体。婆罗门教的教义甚至禁止印度人触摸死人,违反教义者要被逐出其所信仰的团体。而早期具有较高文化的民族,出于长生不死的希冀或相信人有来生,他们从来没有解剖过人的尸体。因此,古希腊的医药学家只能通过观察受伤者、裸体运动员、摔跤运动员、遇难者或者木乃伊制作中的尸体,获得有关人体组织构成的知识。只有个别离经叛道的人敢于违反解剖尸体的禁令。公元前 3 世纪著名的亚历山大医学院的教师们,曾经解剖过被绞刑处死的死者尸体,甚至对罪犯进行活体解剖。不过,总体来说,古代人仅局限于通过观察动物内脏和打开即将腐烂的动物尸体,来获得解剖学的知识。

即便是医学泰斗盖仑也不例外。盖仑是一位既有志于治病救人,又可以称之为"哲学家"的医生。盖仑出生于小亚细亚的帕加蒙,从小便对医学饶有兴趣,17 岁起他以习医为主,拜师于当地名医萨提拉斯(Satyrus),萨氏曾写过一些解剖学著述,对盖仑产生了一定影响。盖仑从 20 岁起到古希腊科林斯(Corinth)等重要城市考察、学习医学,最后又前往古埃及名城亚历山大里亚(Alexandria),因该地一所著名大学的毕业生之中,有著名的数学家欧几里得(Euclid)和数学、物理学家阿基米得(Archimedes)等,并且,该地还设有当时世界上最大的图书馆。盖仑在亚历山大里亚留学了五年,学习了医学、数学和哲学等许多知识,公元 157 年,盖仑回到帕加蒙,担任摔跤士医生,为他们医治创伤,因而获得很多骨伤科医疗经验,声誉颇高。公元 164 年,盖仑前往当时名都罗马行医。有一次他医好了国王奥利略因食用奶酪过多导致的胃痛,国王大为赞赏,之后被聘为御医。从此,他一方面担任医疗工作,一方面从事研究、著述、讲演和辩论,在罗马居住了三十年直至逝世。盖仑在解剖学、生理学、临床诊疗学、药物学以及卫生学等诸多方面,为古代西方医学发展作出了相当多的贡献。

在临床医学方面,盖仑曾初步描述胸膜炎与肝脏胆囊疾患的疼痛,以及肾结石与小肠疾患所引起腹部疼痛的鉴别诊断。由于他自己青年时期多病,所以他对某些症状的描述相当真切。在治疗方面,他喜欢采用多种药物综合治疗。在病理学方面,盖仑的观点大致和希波克拉底的"液体病理"学说相同,他把"气质"和机体的状态、特点联系起来,总结为"气质"决定于机体内四种液体(血液、粘液、黄胆、黑胆)的配合情况,以及在体内是哪种液体占优势。总体而言,他扩展了机体的解剖结构和器官生理学概念,强调解剖学和生理学知识在医学中的重要性;他通过实验研究和医疗活动,丰富了医学基础知识和临床经验;他还孜孜不倦地从事于著述,包括医学、自然科学和哲学等方面的作品,成为古代西方科学文化遗产中的重要一部分。因此,盖仑对古代西方医学的重要贡献,在世界医学史上无疑占有重要一页。

盖仑在医学上的最主要的成就还是在解剖学方面,他认识到解剖学在医学上的价值,是最早认真研究解剖学的学者。他认为医生如无解剖学知识犹如建筑师没有设计图。但在当时,人体解剖是非法的,所以他的解剖学主要是建立在对野生猿(Barbaryape)的研究上,野生猿当时在欧洲还是较常见的,现今则只在直布罗陀才有。他仔细地描述了猿的肌肉,并以对其他动物解剖的发现来补充他的论据。他熟悉脑的全部大体结构,认出了7对脑神经。第一对是视神经,第五对是面神经和听神经在一起。他最早区分出感觉神经和运动神经,还发现交感神经系统。他在猪体上进行实验,揭示出脊椎分段切割的作用,还证实失音是由切断喉返神经造成的。他还用动物实验证明了输尿管的位置。在心脏和血管方面,他观察到心脏内有四个腔;他初步区分动脉、静脉和它们所含血液在质方面的不同;他通过对动脉搏动的观察发现,创用了动脉搏动"收缩期"和"舒张期"专门术语。在骨骼方面,他区别长骨、扁骨不同之处,分出骨突、骨骺、骨干部位,这些名词在解剖学上至今仍沿用。在肌肉方面,盖仑发现肌肉内有结缔纤维和神经分支。他还证明胃壁、肠壁、动脉壁和子宫壁并不是均匀同质,而是分为数层。他通过结扎输尿管的实验,确定尿液不是产生于膀胱,而是在肾脏。[1]

盖仑特别注意解剖的方法,他的《论解剖之操作》可以说是在这方面的代表作。由这本书中,我们可以看到他对于解剖学的认真态度。由于当时不能公开解剖尸体,所以他教学生们尽可能找到人的尸体,如找不到则改用动物。

例如,他写道:

"你不但要认真努力获得每一骨骼的精确的书本知识,而且还要用自己双眼刻苦观察实际的人类骨骼。这在亚历山大城是很容易的,因为那里的医生在教授骨学时就是应用直观实物示教的。只为这个原因,不为别的,也应去访问亚历山大城。但你若不能前去,也仍然可以争取看到一些人骨的。至少我就常常在墓开棺破时看到。如有一次河水泛滥,冲毁了一个掩埋的新坟,冲走了尸体,肉已腐烂,而骨仍保持其主要的联系,尸体被冲到一个体育场,漂浮到泥地上,这具骨骼活像是有意为这种基本教学准备的。还有一次,我们看见一个土匪的尸骨抛在离大路不远的高坡上,他是在行劫时为旅客所杀,老乡们不掩埋他,十分高兴看到被野鸟食尽,他的身体上的肌肉 2 天之内被吃得一干二净,只剩下骨骼,恰如作示教然。"

在同书的另一章,他又写道:

"因而我主张,在解剖肌肉之前,必要学习骨的知识,或从人,或从猿,如从这两种学习更好。因此二者(指骨和肌肉)是形成其他部分的基础,可说是大厦之基,然后进而研究动脉、静脉和神经。熟习了这些解剖,将引导你到身体内部,从而获得内脏、脂肪和腺体的知识,这些东西你亦应分别考察,详细地。此乃你的训练所应循之次序。如上所述,你应(寻求机会)在示教中尽可能迅速地揭开要研究的部分,采用不同的操作法,由各个方向将其展现出。如你没有猿,一定要备有别种动物,从一开始即要弄清它们与猿何处不同。"[2]

在解剖学中,他的最大贡献是在肌肉和脑神经方面。在肌肉学方面,除了咀嚼肌、颈阔肌、肋间肌、背肌等外,还最早注意到跟腱是起自腓肠肌。但是认为神经末梢和腱是肌肉的一部分。在血管系统方面,知道心脏是由肌肉组织构成,血管有内外两层,内膜比外膜厚五倍;还发现大脑大静脉(Vena Cerebri Magna Galeni)等。在脑的解剖方面,他发现胼胝体、第三和第四脑室以及其间相通的导水管、穹隆、四叠体、小脑虫样突起、脑下垂体、漏斗、硬脑膜、软脑膜的区别等。但是认为漏斗和鼻腔之间是相通的。在神经学方面,他区别了脑神经和脊神经,指出脑神经是软的,司感觉;脊神经是硬的,司运动;硬度在二者之间的小脑发出的神经含有这两种神经。在 12 对脑神经中区分出下列 7 对:视神经、动眼及滑车神经、三叉神经、腭神经、听神经和面神经、迷走神经、舌下神经。他不仅发现嗅神经是脑的一部分,指出迷走神经分布到胃、肺,将其他脊神经加以局部分类,并且知道有交感神经节,是强化神经的器官。由以上可以看到,盖仑不仅开创了实验生理学,并且奠定了解剖学的基础。

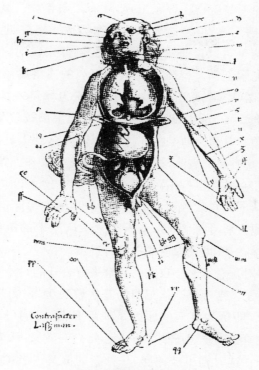

盖仑时期的解剖图谱

　　但由于历史条件所限,他做动物解剖的主要对象是熊、猪、狗和猴子。他把从动物解剖中获得的结论毫不犹豫地用在了人体上,因此,他的许多观点不符合人体实际情况,便不足为怪。例如:他错误地把心脏定为神经系统的原始点;错误地认为血液运行的中心不在心脏而在肝脏,并认为肝脏形成的血液流向全身后,便被身体完全吸收而不再返回。他的这些关于心脏和血液运行的错误看法,直至 17 世纪,经英国生理学家威廉·哈维(William Harvey,1578—1657)用科学实验阐明血液循环的主要原理之后,才被纠正过来。虽然由于社会条件,他很少能够解剖人体,但是由于他认真解剖、仔细观察的结果,对于解剖学上的发现,在公元 2 世纪的时候,不仅在欧洲,即使在世界范围来讲也可以说是空前的。盖仑仍不失为世界医学史上一位伟大的医学家。

二、艺术家与解剖学

　　欧洲的中世纪,在教会的封建统治下,反对进行人体解剖,直到 13 世纪以后,阿拉伯的一些盖仑注释家出现,才有了解剖学。其后虽然医科大学课程设置中有解剖学,但是这种解剖工作都是严格按照盖仑、阿维森纳的教本进行的,甚至可以说是为了用解剖的例证来说明这些教材才进行的,并非为了研究解剖学。1315 年意大利著名的波洛尼亚(Bologna)大学医学校教师蒙迪诺(L. Mondino,1270—1327)公开解剖一具女尸。1316 年他写了一本《解剖学》(Anatomia),书中附有一幅解剖教学图。图中教授高坐在讲台之上,照本宣读。助手在讲台下执棒指点,仆人具体操作解剖,学生们则围绕桌旁观看解剖表演,这种解剖学习完全操作在第三者手中。此书出版后竟再版 20 多次,一直沿用到 16 世纪。在这 200 年间,学者们效法蒙迪诺的图示,从不亲自实践,如果遇到解剖尸体的实际情况与权威学说不同,则宁可说是尸体生长畸形,也不愿意承认原来的解剖理论有错误。因此,人体解剖学在 16 世纪以前几乎没有进步。

各大学能够对盖仑等医学权威的见解进行公开的讨论和批评,都是 16 世纪以后的事情了。把疾病当作犯罪的基督教观念,在文艺复兴时期让位于古希腊的观念,即认为疾病的原因是缺乏和谐,疾病可以被自然治愈。爱好生活和人生享受的思想压倒了不关心死亡的教义,认为解剖尸体是对身体不敬的思想在这时期也被抛弃,一种新的但又古老的思想重新出现,这就是只有对人体本身进行解剖研究,才能认识到人体的美。只有直接研究人体,才能成为真正的艺术家。如果对人体没有狂热而广泛的研究,就不配描绘人体。

在文艺复兴时期,医学伴随着艺术、文学一起前行。在医学史上,我们可以从人体解剖学的发展看到艺术的复兴对于人体解剖学的影响。文艺复兴时期的杰出画家米开朗琪罗(Michelangelo,1475—1564)、拉斐尔(Rophael,1483—1521)、丢勒(A. Durer,1471—1528)等人都对人体外形作了精细的研究,他们为了要把体形正确而忠实地表现出来,察觉到解剖知识,尤其是关于肌肉及骨骼的知识对于绘画艺术的重要性,于是他们就自己进行解剖工作。在这些艺术家中,有的人甚至对人体结构及其功能的研究感到比纯艺术更有兴趣,其中最具有代表性的就是意大利著名艺术家达·芬奇(Leonardo Da Vinci,1452—1519)。

达·芬奇不仅是当时伟大的艺术家、画家和雕塑家,而且还是一位优秀的建筑学家、地质学家、物理学家和机械工程师,同时在生物学、解剖学和哲学领域都留下不可磨灭的贡献。他提出一个十分重要的思想,即:科学和艺术的对象就是大自然。在达·芬奇看来,科学方法的基础是感觉经验,他曾说:"我们的全部认识都是从感觉开始的……凡是不通过感觉而来的思想都是空洞的,都不产生任何真理,只不过是一些虚构而已。"他甚至说:"镜子外面的对象并不是镜子里面的影子。"他认为科学的方法论和实践的关系是密不可分的,科学是指挥官,实践是士兵。"醉心于没有科学的实践,就好像一位舵手踏上没有舵或者没有罗盘的船一样,他根本没有办法把握航行到什么地方去。"他认为真理是一种科学,这种科学要从经验中作出结论和概括。

达·芬奇之所以研究解剖,起先纯粹是想获得完整的知识来画他希望画的人体,但是不久,光是复制人体的不同动作已经不能满足他。他对能倒着写只有观看镜子里的镜像才能阅读的笔记,开始显现出强烈欲望,想要了解身体为何会有那种行为,手臂为何是采取这种姿势而不是采取那种姿势。因此他不仅仅研究手臂外观,还研究内在的肌肉。他的研究与他的绘画有关,他对每件事都求知若渴,想了解一切的欲望驱使他检验整个人体奇妙的结构,现在他不再只是看到外表,也考究它内在的奥秘,那复杂的血管神经和结构组织。[3]

时值 1508 年,几近午夜的时候,整个意大利佛罗伦萨的人们似乎都在酣睡,只有莱昂纳多·达·芬奇没有。他正在佛罗伦萨圣玛丽雅·诺瓦医院寒冷的地下室工房里忙碌着。在几个小时之前,他就陪坐在一位百岁老人身边,直至老人咽下最后一口气,平静地死去。此刻莱昂纳多蹲伏在这具尸体旁,拿起他最锋利的刀,开始了一次漫长而深入的切割。他解剖这尸体是为了弄清楚老人为什么会死去。工作悄无声息地进行着,只有许许多多摇曳的烛光陪伴四周,莱昂纳多疲惫的身体蓦地打了一个寒战。这不是他第一次剖开尸体,但他始终无法适应这种深夜劳作的习惯。莱昂纳多知道工作必须抓紧时间进行,他将花上数日的工夫去检查尸体,并仔细记录下每一个发现。然而尸体还是会很快就因为肉的腐烂而发出令人胃部痉挛的恶臭。他曾经告诉一名学生:"即使你非常热爱这些作品,你也需要克服你的胃对它们的排斥,否则的话,你将恐惧于熬夜时这些移去了四肢剥去了皮肤的尸体的陪伴。他们看着很吓人。"如果说解剖尸体是如此令人不愉快的一件事,他为什么还坚持去做呢? 如同文艺复兴时期的其他艺术家一样,达·芬奇从研究人的身体开始提高绘画水平,他期望画出来的人物栩栩如生,他相信:"一个拥有肌腱知识的画家必将懂得所有肢体的运动。"

　　仅在 25 岁这一年,达·芬奇就解剖了大约 30 具人的尸体,并小心翼翼地写下了许许多多的笔记。这些笔记通常配有经过观察绘制出的图片,其精密程度令人难以置信。不久,他的兴趣又延伸了,他开始像科学家那样研究人体解剖。他精确地测量人体结构,并且细致地将其发现记录在笔记本中。通过这一过程,他发现,"从人的一只耳朵到另一只的距离正等于眉心至下巴的距离",还有"踝骨两端的长度正等同于嘴巴与内眼睑的距离"。

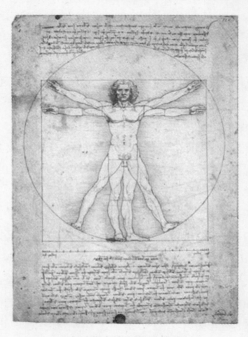

达·芬奇绘制的人体图

　　尽管发现了人体中有如此多的对称性,而他还是通过细心观察发现了每一个身体都具有其特殊性:没有两个同样形状的心脏,也没有两副小肠以同样的方式盘缠。为了真正了解腕关节如何活动、尿又是如何从肾到达膀胱以及肩部肌肉如何伸缩,他需要解剖一连串的尸体。他的多数作品都是基于细致的观察——观察若干人体,观察青蛙、鸟类、奶牛、猫、熊还有猴子等的尸体。

　　达·芬奇对解剖学的研究完全摆脱了经院哲学的传统,他以极敏锐的眼光研究解剖学,热情地献身于人体的研究。他之所以伟大,在于在他身上表现出其艺术和科学都不受权威的羁绊。他曾做过不少极仔细的解剖,并且曾有一个宏伟的计划,就是要写 120 篇人体解剖学论文,把一个人从出生到死亡、从头顶到脚下都详细描述,包括生理功能和比较解剖学。达·芬奇既具有艺术的才能又具有敏锐的观察力,他在看到每一副骨架之后,不仅要画下每一根骨头,还要追求这些骨头的功能;看到一条肌肉时,也要研究这条肌肉的作用。达·芬奇还描绘了心脏、消化道、生殖器官和子宫内胎儿的情况,也绘出了上颌窦。他所描绘的神经系统的图画至今仍然被保存着。达·芬奇对于心脏和血管的结构研究得更仔细,他曾经将蜡注入心脏以观察房室的形状,从而否定了盖仑的心肺相连说,即以为肺静脉是将空气输入心脏的通道的说法。达·芬奇证明静脉的根源在心脏,并非盖仑所说的"静脉起源于肝脏"。可见,作为艺术家的达·芬奇远在哈维和培根之前就试图用实验的方法来研究人体各部分和器官的机能了。

达·芬奇第一幅知名的解剖画绘于 1489 年,他对人的头骨的精确描绘足以让其作品应用于现代医学课堂。在一些作品中,他展示了掀开的头骨,从而使其内部结构尽收眼底。为了展示人体的内部情况,他发明了一种我们现在称作横剖面的视图。这两项聪明的技术至今仍应用于医学界。

后来他还发明了一种绘制人体器官的方法,使各种器官都能够在人体中恰当的位置得到展现。由于表面几近透明,观看者可以"看穿"它们并看见内在的结构。他还懂得采用不同角度描绘同一个人体部位。"就像你手边有一个人体部分,可以不断把它从一边到另一边翻过来,直到你充分获得你想得到的知识。"

由于他接触的人体样本有限,并且他经常努力地让自己所观察到的结果去适应于传统的医疗思想,因此,他早期的许多素描包含着一些错误。这种情况自 1510 年左右开始改变,据说那时他开始同一位叫 Marcantonio della Torre 的解剖学教师合作。

Torre 对于盖仑的作品有着极深的尊重。盖仑认为直接的观察是确定人体器官构造的最佳途径。和 Torre 一样,达·芬奇也看到了这一观点的明智之处。他决定如他所看见的那样去描绘,然后再去考虑它们的功能如何。尽管 Torre 于 1511 年便去世,但他和达·芬奇共同分享的那些思想却在这位艺术家日后的作品中永存。达·芬奇最精密、信息最多,也是最漂亮的一部解剖作品从八个视角展示了人体的胳膊、肩膀以及脖子的肌肉。你看到这幅逼真的作品,将会很容易想象出一个人如何弯曲身体、举起胳膊。正是在这样一些形象中你可以清楚地看到作为科学家的达·芬奇和作为艺术家的达·芬奇是怎样成功地把才能兴趣完美地结合在一起。

虽然由于种种原因，达·芬奇的研究成果未能在当时发表，他的手稿被公开还是近代的事，但是很可能他发现心脏及瓣膜等问题引起了解剖学家的注意，如意大利费拉拉（Ferrara）地方的坎纳诺（C. Canano，1515—1579）证明了静脉瓣的存在，对以后血液循环的发现都有影响。这位艺术家无意中通过人体解剖，给后世留下了约 800 张研究图，成为盖仑的反对者安德烈亚斯·维萨里所创建的现代解剖学的前锋。

三、"盗尸者"引发的革命

1514 年 12 月 31 日，一个男婴出生于比利时的布鲁塞尔的一个世医家庭中。他就是后来被尊称为"解剖学之父"的维萨里，可是在他生活的年代，也有人蔑称他为"盗尸者"。正是这位"盗尸者"引发了一场关于解剖学的革命。

维萨里早年在鲁文学院学习。当时著名的古希腊文学者哥哲正在那里执教，维萨里从他那里学得了希腊文及拉丁文知识。在此期间，他对解剖学产生了浓厚的兴趣。年仅 16 岁的他就开始在午夜偷盗被绞死的犯人尸体并自己动手解剖，他甚至还要求法官在他有时间进行解剖实验的日子执行绞刑。维萨里为了继承家业，赴蒙披利学医，后慕巴黎大学之名，于 1533 年又转至当时的医学中心巴黎大学。但是巴黎大学并未接受新思潮的洗礼，他的解剖学老师安德纳什教授和同事们一样，授课气氛不轻松，内容也不丰富，他在讲台上正襟危坐，照本宣科地讲述罗马医生盖仑已经统治了一千多年的医学权威学说。盖仑学说的内容从来没有用人的尸体来证实过，因为从古代起，宗教的偏见迫使人们只能解剖将要腐烂的动物尸体。只有倔强的离经叛道者偶尔敢于从绞刑架上偷下罪犯的尸体，面对围坐成半圆形的大学生，让理发师——一种从事外科手术、地位低下的职业——用大刀粗鲁地切开人尸体的肌肤。他在巴黎学习三年，前后只参加了两次尸体解剖，对此维萨里深感不满，于是他常常半夜偷偷溜到坟场翻寻刚刚送来的尸骸，或是跑到穷人的墓地翻找，甚至有时还从野狗嘴里抢夺尸体。据说有一次和同伴偷盗尸体时，还曾被恶狗咬伤。更令人难以置信的是，他居然还偷偷把尸体运回家中的卧室，秘密地进行他的解剖工作。而每当他把实验品送回原处时，它们散发出的阵阵恶臭往往令人作呕。[4] 有一次，维萨里居然从绞刑架上搞到了一个罪犯的整个骨头架子，上面的肌肉几乎已被乌鸦吃光，骨头架子掉在地上摔散了。他迅速地捡起一块块尸骨,装在袋子里,拖回家中。一路上他忐忑不安地注意着是否有人看到他的行为。他用容器把尸骨煮过,刮干净,晾干、漂白,然后把它们重新组拼成一个骨头架子。这是世界上的第一个人体骨骼标本。

　　维萨里每进行一次解剖就要占用从早到晚总共三周的时间,为了减缓尸体的腐败,解剖要在冬天进行。帕多瓦法院的一名法官对维萨里的工作非常感兴趣,为了适应解剖学家的时间表,他甚至体贴地调整了罪犯的执行时间。为了研究身体的不同部位和它们之间的相互关系,需要同时解剖几个尸体,并准备大幅的图解作为学生指导。一具尸体解剖从骨骼开始,然后是肌肉、血管和神经。另外一具尸体用来演示腹部器官、胸腔和大脑。为了提高解剖的技术,维萨里引进了很多新工具,有一些是他自己设计的,有一些是他请教各种工匠并根据他们使用的工具改造而来的。维萨里在帕多瓦拥挤的解剖室进行人体解剖是一件引人注目同时也具有启蒙意义的事件。1540 年,维萨里实施了一个戏剧化的演示,演示中,他把类人猿和人体的骨头组装起来,揭示了盖仑关于人体解剖犯下的成百上千的错误,这是维萨里独立于盖仑的一个标志性事件。[5]

　　维萨里对解剖学孜孜不倦的求索精神终于得到了回报,在巴黎求学时,他受到了欧洲著名解剖学家雅各布·赛拉维斯和约翰·吉恩特的垂青,恰好两位学者都是他就读学校的教师。一年以后,年方 23 岁的维萨里顺利毕业,来到意大利的帕多瓦大学讲授外科学和解剖学。帕多瓦大学在医学方面的造诣极高,当时在全世界都很有声望。

　　和当时的许多学者一样,维萨里仍然以盖仑的书本为标准教材讲授知识,但他摒弃了以理发师演示作为实践解剖过程的旧习俗,取而代之的是由自己边讲授边动手解剖。维萨里坚持认为,要真正了解人体内部结构,必须亲身体验解剖尸体的过程。这个革新的观念促使他不断探索和实践,从而使他发现盖仑的理论并非完全正确。1538 年,维萨里在大画家铁沁(16 世纪)的画室里找到了画家的弟子约翰·斯蒂芬斯,请他帮忙绘制给学生当范本的六版解剖素描图,也就是后来的《解剖图谱六种》。其中,三幅描述人体骨骼的情况,另外三幅则分别为心脏附近的门静脉图示、心脏及所有静脉流动图例、心脏和所有动脉流动图例。这是石破天惊的一次大创新,在此之前几乎没有任何一本解剖学类的书籍包含如此细致的图示。他的导师赛拉维斯则对此异常气愤,认为这会误导学生,并且降低教学水平。更令赛拉维斯感到无法接受的是,维萨里不但发现了盖仑医书中细节上的重大错误,而且在版图中一一给出了修正。《解剖图谱六种》的出版在医学界引起了轩然大波,维萨里却很快凭借这本著作在学生中获得了极高的声誉。作为一名在解剖学方面收获颇丰的解剖学家,他的声名与日俱增。《解剖图谱六种》的初战告捷,令维萨里信心大增,他决定着手进行一项梦想中的浩大工程——在解剖实践的基础上,编写有史以来第一部全面精确论述人类解剖知识、配图精美的解剖学巨著。

维萨里找来约翰·斯蒂芬斯等技艺高超的艺术家,在阿尔卑斯山花费了整整 4 年的光阴,终于齐心协力完成了这部举世闻名的杰作的初稿。一切就绪后,维萨里不惧路途遥远,把手稿寄给了瑞士巴塞尔以印刷技术闻名遐迩的出版商约翰·奥普里特斯。虽说这位出版商用的印刷纸张是最好的,印刷技艺也无人能及,但维萨里还是对这本凝聚着毕生心血的书本放不下心,为了保证最终出版的书籍品质好、无错印,他驾车翻山越岭,到达巴塞尔亲自监督书本的整个印刷过程。1543 年,年仅 29 岁的维萨里出版了名著《人体之构造》一书,书中配有 200 多幅美轮美奂的手绘插图。他将书籍用紫色丝绸包裹后,作为礼物献给了英国国王查理五世。国王翻阅后被维萨里出众的才华深深折服,几个月后就把维萨里请到身边担任自己的御用医生。

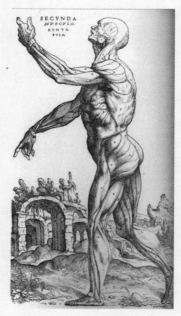

《人体之构造》插图之一

维萨里的著作体系庞大,共分七册,一般人不敢问津。为了使更多的人了解其思想,在出版《人体之构造》的同时,他还出了这本书的《纲要》(Epitome)。《纲要》内容简单明了,插图稍有不同,对于普及和传播现代解剖学起了重要作用。

《人体之构造》第一册专门讨论骨骼和关节,基本上直接援引了盖仑的分类系统。描述的第一块骨头是头盖骨(cranium),并讨论了其不同的类型。他第一次描述了蝶骨(sphenoid)、锤骨(malleus)、砧骨和他偶然发现的陷窝(lacuna)。他和盖仑的冲突表现在他否认人有一块分离的上颌骨(maxillary),只有狗才有这样的骨头。对肩胛骨、胸骨、锁骨都有描述,并且和其他动物作了比较。但是,他对肋骨的描述不能令人满意,充满了许多错误。肋骨的数目本是一目了然的,维萨里之所以含糊其辞,与他一贯谨慎的作风有关。因为按照《圣经》的观点,女人是男人的肋骨变成的,因而男人的肋骨要比女人少一根。如果维萨里直截了当地指出这一点,那将是对《圣经》的公然挑战。如果那样的话,《人体之构造》恐怕不能公开出版,作者的性命也难保。由此可见维萨里明哲保身的策略和难以言喻的苦衷。

《人体之构造》第二册讨论肌肉。维萨里关于肌肉的文字描述很传统,没有多少新意,但他的肌肉插图异常准确、漂亮和生动。他能巧妙地表现肌肉收缩的状态,使其充满动感和活力。他将人体和猕猴的肌肉进行了比较,从宏观上论述了人体肌肉的特点。从微观角度,他对人眼的第七块肌肉眼睑提肌(choanoides)有仔细的描述。第二册的插图粗中有细,详略得当,几个世纪以来都是人们争相模仿或剽窃的对象。

《人体之构造》第三册论述血管系统。七幅脉管图中无疑包含着许多错误,因为当时血液循环尚未阐明,血液的来龙去脉显然不会清楚。

《人体之构造》第四册专门讨论神经系统。盖仑已经发现了七对神经,维萨里似乎没有多少新的发现和改进。图中有嗅觉神经,但看不见嗅球。动眼神经、外展神经依然紊乱。大脑和小脑表面绘得很清晰,但两侧的神经很含糊。对脊髓的描述也不清楚,对两侧脊髓神经的交叉也不曾注意。

《人体之构造》第五册讨论腹腔解剖。维萨里对胃肠道以及网膜的描绘比较精彩,但令人遗憾的是他竟然没有注意到阑尾的存在。他对胆囊的描绘很突出,显然深受中世纪传统的影响。他对男性生殖器,包括其形状和血液供应都有较好的描述,但对雌性生殖系统的描述仍然和中世纪解剖学一样有很多错误。

《人体之构造》第六册主要描述心和肺。他描述了心脏里的不同瓣膜和心室之间的中膈。他还注意到了中膈上的小坑,但它们是无孔的,血液不能通过它们。维萨里的这一发现后来被哈维利用,对后来血液循环的发现产生了积极的影响。维萨里重复了古代盖仑所做的一些实验,得出了一些类似的结论。特别富有创见的是,他发现了神经传导不是通过神经鞘而是通过神经髓。他对呼吸过程所做的实验观察也很出色。

维萨里的著作大受欢迎,从 1543—1782 年,《人体之构造》至少重版 25 次,可见其影响之大。

对于这本《人体之构造》,先进的医学家和科学家表示欢迎,但许多盖仑主义者则联合起来攻击维萨里,他以前在巴黎大学时的解剖学老师西尔维厄斯(Sylvius,1478—1555)也公开反对他。西尔维厄斯称盖仑的学说为真理,例如维萨里指责盖仑描述的弯曲腿骨是狗的骨骼,西尔维厄斯竟可笑地为盖仑辩解说:"盖仑时代人的腿骨都是弯曲的,现今因人们穿长裤才使腿骨变直,如果任之自然,不加干涉,人类的腿骨仍可以恢复到弯曲状态。"教会则坚持《圣经》的说法,他们假想人体内有一根复活骨,又谓男子的肋骨每边少一根,以合圣经记载的"夏娃是亚当的一根肋骨变成的"。维萨里的观点与教会的学说发生了不可调和的冲突,从此以后,维萨里不断地遭到教会的种种迫害。尽管他主观上尽量避免和教会当局发生正面冲突,其包含的革命性内容还是引起了教会当局的愤怒,他因被指控对尚有生命的人进行解剖而受到审讯,被判处死刑。由于国王从中调解,他的死刑被免除,但被命令到基督圣地朝拜。在归途中他因船只遇难,淹死在桑特岛附近的海中。

虽然他去世了,可他的著作与思想却引发了解剖学的革新。维萨里在《人体之构造》一书的序言中提到医生必须要有解剖学的知识,同时他反对当时由市侩药商来掌管医药,并指出医师地位低下是阻碍医学发展的原因。对于解剖学,他强调必须亲自操作,如果委之于仆人,是无法获得正确知识的,他尖锐地批评盲目崇拜古人的风气。他说:"我要以人体本身的解剖来阐明人体之构造为己任,盖仑过去进行尸体解剖,不是人的,是动物的,多半都是猴子的,这不是他的过失,因为他没有机会做人体解剖,但是现在有了人体可供观察,却仍坚持错误的人们才是有罪的;难道为了纪念一位伟大的活动家必须表现为重复他的错误?"虽然维萨里被反动势力迫害而死,但是他的革新精神及先进方法赢得了各国科学家的响应,从此解剖学得到更加深入的发展,近代西方医学以此为基础逐步形成。

四、火刑后的发现

13世纪,波斯医生伊本·安纳菲斯在著作中第一次提出血液从右心室经过肺部流向左心室的理论。在当时,他的理论没有受到重视,因为人们对于心脏结构及瓣膜作用的认识还是错误的。1925年,他的论文复印本才在柏林德国国家博物馆里被发现。

直到16世纪,西班牙医生米格尔·塞尔维特(MichaelServetus,1511—1553)才重新提出了上述现象,他也因此作为"小循环"或者说"肺循环"的发现者被载入医学编年史。塞尔维特出生于西班牙图德拉一个贵族家庭,有着极强的反叛人格。他相继留学欧洲多所大学,进修法律、神学、医学等。因明确否认基督教"三位一体说"及婴儿受洗的教义,他到处遭到新教徒与天主教徒的攻击,从1530年起,便开始了隐姓埋名的流浪生涯。在法国巴黎大学,塞尔维特与维萨里相遇,对无所不在的盖仑权威,两人有着共同的感受。与维萨里一样,他也坚信解剖是验证一切并获得新知的正确途径。维萨里揭开了人体内部结构之谜,推倒了盖仑左右心室相通的观点,塞尔维特继承朋友的这一思路,进行解剖研究。

就在维萨里著作发表的第十年,即1553年,塞尔维特匿名出版了《基督教的复兴》一书,提出了血液以循环方式由右心室经肺到达左心室的心肺小循环理论。塞尔维特把人体中的血液运动与他的一神教教义紧密联系起来,指出:人体的动脉血与静脉血不是通过左右心室间的膈膜沟通起来的,身体中也不存在盖仑所说的三灵气,而是只有一种灵气。静脉血从右心室流出,在肺里与通过呼吸进入肺脏的空气相遇,里面的"烟气"被空气中的"灵气"净化,变成鲜红、明亮的动脉血,然后这种带上了"灵气"的血进入左心室并被运送到全身。剖开塞尔维特学说中的"灵气""烟气"上的神秘表层,人们看到,塞尔维特已抓到了血液循环中的关键,即:血液在肺部通过气体交换吸入氧气,排出二氧化碳,使静脉血变成动脉血。塞尔维特的理论遭到新、旧教派的一致反对,新教指责他是异端,旧教说他比新教还厉害。他未来得及深入探索最后揭开整个血液循环的面纱,便被日内瓦著名新教领袖加尔文揭发举报,在法国里昂附近被捕。三天后他逃出魔爪,被教会缺席审判,处以火刑,其模拟像连同著作一起被焚烧。不久,在日内瓦,塞尔维特再度被捕了。面对审讯,他坚定地称:我相信自己言行的公正,我并不怕死,我知道我将为自己的学说、为真理而死。1553 年 10 月 27 日,在加尔文的坚持下,塞尔维特被活活烤了两个钟头后牺牲,那一年他只有 42 岁。然而真理是烧不死的,塞尔维特以自己的生命和自己的成就,为后来者哈维发现人体完整的血液循环系统铺平了道路。

哈维(William Harvey,1578—1657)出生于英国肯特郡福克斯通的一个小绅士家庭。他的父亲是一位富裕的农民,后来转到商业界,最终成为福克斯通的市长。10 岁时,哈维进入坎特伯雷的国王学校,1593 年获得医学奖学金又直接进入剑桥大学。在儿童期,他就已对医学显示出浓厚兴趣,和维萨里一样,在自家厨房里解剖小动物。当地的屠夫和附近的屠宰场还给他动物的心脏,供他研究。1597 年,哈维从剑桥的圣加伊乌斯学院获得文学士学位,1599 年,他来到当时世界上最适于年轻人学习医学的地方——意大利著名的帕多瓦大学。在这里他成了有名的法布里修斯的学生。法布里修斯刚刚建成帕多瓦第一座户外阶梯教室,就是为了做解剖之用。他是当时仅次于维萨里的伟大解剖学家,首次发现静脉中的瓣膜。法布里修斯对 21 岁的哈维产生了深远影响。哈维成了法布里修斯的特别助手,和“师父”建立了亲密的关系。也正是在帕多瓦,哈维对心脏与血液运动问题产生了浓厚的兴趣。法布里修斯在 1603 年发表关于静脉瓣膜的思想,但是,哈维肯定更早就听说这事,因为他与法布里修斯共事,在法布里修斯手下学习以及在阶梯教室听解剖学演讲时,他都有所触动。晚年他曾经写信给波义耳,提到正是静脉瓣膜使他想到人体中血液的流动有可能是单向的。

然而更重要的是,帕多瓦的空气总是充满着暴力味,哈维的一个朋友在一次刀战中手臂动脉被刺伤,一场惨烈的事故就此酿成。在处理伤口时,哈维注意到,血是一阵阵喷出来的,其情形全然不同于血液从静脉里的平缓流出。在年轻的哈维看来,那血液仿佛就像是被泵出来那样。他的教授们教过他,身体内部有两种大不相同的血:一种来自肝脏,供给营养,或“动物灵气”;另一种来自心脏,提供“生命灵气”,含有热和能。在爱好探究的哈维看来,它们尽管颜色不同,但似乎很相近。他尝了尝,连味道都是一样的,也许它们就是同一种东西。如果真是这样,他开始想,也许只有一种血在全身流动,也许它实际上就是靠心脏来抽运的。这就是一个思想的诞生,而且和他的亚里士多德哲学不相冲突。当哈维还是帕多瓦大学的学生时,伟大的伽利略正在那里教书,但大学里仍然保持着旧传统,天文学以托勒密理论为主,医学大部分按照盖仑的理论。亚里士多德教导过圆形循环的完善和精致。哈维后来写道:"我开始想,是否存在一个类似循环的运动,正如亚里士多德所说,空气和雨水正相当于更高级物体的循环运动。"出于谨慎和保守,他在帕多瓦没有公开发表自己的思想,因为思想并不等于证据。

在进行多次动物实验后,他首先确定心脏有挤压血液的特点,他称量每次心脏收缩后流入动脉的血的重量,惊讶地发现血液的重量几乎一样,他观察了一个小时巨大的血流量后认为,肝脏不可能持续再生出如此大量的血,身体也不可能消耗那么多血。他继续进行临床观察,终于在1628年在论著《心脏和血液的运动》中公开了自己发现的"大循环"和"小循环"。他的论证以事实为据,这些事实源于广泛的解剖及动物活体解剖。他仔细地讨论心脏瓣膜的结构、大血管的构造和膈膜里找不到孔隙或通道的事实。他解释说,假如有人坚持盖仑传统的血液运动观点,那是毫无意义的。从机械论的观点看这个问题,哈维论证说,我们可以把心脏简单地看成是肌肉,通过收缩而起作用——把血液泵出。他指出,把心脏上面的两个腔室(心房)与下面的两个腔室(心室)分开的瓣膜是单向的,因此,血液只能沿一个方向流动,从心房到心室,而不能相反。哈维正确地解释了法布里修斯提到的静脉瓣膜,指出它们的作用是控制血流方向,而根本不是控制血液的流量,正像法布里修斯所设想的那样。静脉瓣膜只允许血液从静脉流向心脏,而心脏里的瓣膜只允许血液进入动脉。接下来他提出了一些基本数学论据。他计算过,一个小时里心脏泵出的血量是一个成年人体重的3倍!按照盖仑系统的要求,在这样短的时间里,要在静脉的末端创造如此之多的血,同时又要在动脉的末端分解它们,实在是不可想象的事情。他论证说,必定是同样的血在不停地循环,从心脏到动脉,又从动脉回到静脉,然后再回到心脏。为了验证自己的想法,哈维把活蛇削开之后,用镊子夹住大的静脉血管,发现心脏因为没有血液而瘪了下去;而用同样的方法找还在跳动的动脉血管,用镊子把它夹住,很快心脏便因无法排出而盛满了血液。为了让人们接受他的观点,证明人的血液循环也与动物是一样的,他还在人身上反复实验。[6]他进一步以放血实践为例,用绷带绑紧动脉,可以使脉搏暂停,而稍微放松绷带,静脉中有血液的缓慢流动。再有,两个瓣膜之间是空的,静脉不能从上游得到补充,这是单向运动的又一例证。其他的例子和实验进一步强化了他的论点。他认为,血液的运动是一个闭合的循环。他的理由是:心脏是肌肉,其功能相当于一个泵,通过静脉回收血液,然后靠交替的舒张和收缩把血液经过动脉泵出去。用他自己的话来说:"动物身体里的血液锁定在一个循环之中,运动不止。那正是心脏靠其脉搏完成的动作或功能,也是心脏运动和收缩的唯一目的。"这是精心构思、严密取证的论据。他的书使许多人立刻转变观点。对许多临床医生来说,它立竿见影地解释了许多现象,其中包括感染、中毒或蛇伤为什么会如此之快就扩散到整个系统。它还迅即带来了静脉注射的可能性,以便使药物迅速扩散至全身。它甚至激发了早期的输血尝试。

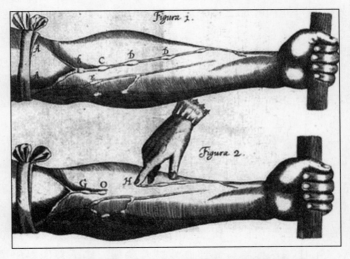

哈维《练习》(Exercitatio)中的插图:静脉回流实验

到 1657 年去世时,他的工作几乎普遍被接受,除了一些封闭的环境,特别是法国更为保守的某些医学界人士。这是对盖仑以及过时医学传统的最后重击。盖仑思想的基础,在遭受维萨里、哈维和其他人的沉重打击后,逐渐走向崩溃。哈维的工作标志着动物生理学的新起点。也许更重要的是,在沿着把近代实验方法应用于生物学的道路上,他们已走出了重要的一步。盖仑曾经写道:"如果有人希望观察自然如何工作,他不应该相信解剖学的书本,而应该相信自己的眼睛。"

1661 年,意大利自然研究学者马尔皮基(M. Malpighi,1628—1694)借助改进后的显微镜发现毛细血管网,成为对哈维一系列科学证据的一个重要补充。这标志着血液循环理论的最后完成。血液循环理论,从根本上清除了盖仑的"肝脏是血液运动中心，灵气推动血液运动"的说法，"把生理学确立为科学"，奠定了近代生理学与临床医学的理论基础。有了这一发现，关于消化吸收、营养、生理化学等新陈代谢功能，开始得到研究。英国医学家称其为"生理学上至今无可比拟的、最重要的发现"。

注释:

[1] 傅维康撰.医药文化随笔(增订版).上海：上海古籍出版社，2006：236

[2] 程之范著.程之范医史文选.甄橙选编.北京：北京大学医学出版社，2004：111-112

[3] 史汀编著.达·芬奇画传.吉林：时代文艺出版社，2004：130

[4] [英]约翰·范顿，等著.世界上最伟大的科学家.哈尔滨：黑龙江科学技术出版社，2008：42

[5] [美]洛伊斯·N·玛格纳.生命科学史(第3版).上海：上海人民出版社，2009：73

[6] [美]凯瑟林·库伦博士.生物学　站在科学前沿的巨人.上海：上海科学技术文献出版社，2007：4-5

人为何会生病

——疾病的解释

　　曾几何时，巫师利用咒语给人治病，因为人们相信，人之所以生病是因为鬼怪神魔的侵袭所致。可事实是，一切的咒语都无法阻止疾病的发生，更务实的观念便出现了。医生们从生活的经验出发，抓住了一些人体中看得见摸得着的东西——体液，并围绕它形成了一整套相关的理论来解释疾病的发生，并沿用了上千年。在使用中这一理论时而灵验时而失效，困惑中的医生们又开始了艰苦的探索。借助于解剖，再借助于显微镜，医生们终于发现：人之所以生病是因为器官发生了变化，器官的变化是因为某种组织的改变，而组织是由细胞构成的，最终的原因是细胞生病了。从器官到组织，再从组织到细胞，几代的医家前赴后继，耗费了数百年。

一、医学之父的见解

体液论(Humoralism)是古希腊时期发展起来的一种医学理论。它认为疾病是由于机体内部体液的整体平衡紊乱,或者是在某个特殊部位体液的自然平衡的破坏所致。体液论强调机体的统一性和个体性,强调精神活动和躯体活动之间的相互作用,因此体液论是一种整体病理学理论。体液(humor)一词直接来源于希腊词汇"χυμος",意思是任何液体,它包括植物的浆液、动物的血液,甚至神的灵液。在古代希腊医学中,"体液"的概念演化为特指在人体内的各种管腔中流动着的各种液体。在显微镜和其他检测机体结构和功能的仪器设备发明之前,人体中的这些体液是最容易被看见的体内物质。人们根据以往的经验,很容易将生命的特性至少部分地归结于这些体液,如认为血液是生命的重要指征,失血过多将会丧失生命;精液与生殖之间有密切联系等。与此同时,人类也存在着仅仅在患病时才明显出现的各种自然体液,它们的出现显然与疾病直接有关,如创伤时的出血、感染伤口的流脓、伤风感冒时鼻腔流鼻涕、腹泻时的水样便、胃病时呕吐出的液体等。这些体液在病人康复后会随即消失,医生们可根据人体体液的变化作为疾病诊断和治疗的重要指征。

健康是各种体液之间某种形式上的平衡的观点,是古代希腊思想家关于自然秩序的一种普遍的信念,在许多前苏格拉底哲学家著作的残篇中都可发现类似的思想。大约在公元前 450 年左右,那种将世界的构成集中在一种单一初始物质或元素(如气或水)思想的影响已明显减弱,因为这种思想不能解释变化和差异。于是出现了两种替代的解释模型:一种是伊奥尼亚哲学家赫拉克利特提出的两种基本物质——火与水之间的竞争模型。在这种解释模型中,所有物质仅是在这两者之间保持着一种不稳定的平衡,变化是永恒的、经常的,稳定性可能仅仅能在某些限定内才能保持。而西西里哲学家恩培多克勒提出了另一种宇宙解释模型:宇宙由土、气、火、水四种元素构成,并形成各种适当的混合。每一种物质都是由这四种元素的不同特性所构成,如骨由两分水、两分土和四分火构成;血液由每一种元素相同比例构成。每一物质的稳定性在于四元素之间保持适当的比例平衡。与赫拉克利特永恒变化理论不同的是,恩培多克勒认为事物一旦获得平衡就可保持稳定,因为事物可通过保持它的适当比例而维持它的持续稳定性。如呼吸过程被解释为在一种特殊器官内,元素为保持适当平衡而产生的运动变化。恩培多克勒的这种元素间保持适当平衡的思想成为后来的四体液生理和病理学理论的哲学基础。希波克拉底（Hippocrates，公元前450年至前370年）学派的体液论就是在这种宇宙观的背景下建立起来的。

下面这两段从希波克拉底著述中引述的话，概括了体液学说的要点：[1]

"人体包括血液、黏液、黄胆汁和黑胆汁。正是这四种成分构成了人的体质，并且主宰着人体的健康和病痛。健康就是这四种物质相互之间在浓度和数量上都处于合适的比例并且相互融合的一种状态。"

"所有的人类疾病都是由胆汁和黏液产生的。胆汁或黏液，无论其中哪一种变得过湿、过干、过热或过冷，就会致病，而引起上述变化的因素有食物、饮料、劳累、外伤、气味、所见所闻的刺激、纵欲以及冷热等等。"

对现代人来说，体液学说听起来很奇怪，但在当时，它的确拥有显著的概念与解释的连贯性。许多与希波克拉底同时代的人相信世界上有四种基本元素：土、空气、火、水。这四种元素又与湿、干、热、冷四种性质有着不同的联系，如火是热的、干的。四种体液成分在不同程度上也具有这些性质，胆汁是热的、黏液是冷的。在希波克拉底看来，疾病是由于体液失衡引起的。例如胆汁过多可引起不同类型的发热，黏液过多则可引起癫痫或心绞痛。而这些体液的失衡是由于自然因素所引起，例如遗传因素（如黏液性水肿的患者其子女也会患该病）、生活习惯（饮食和其他行为）以及气候因素（如温度、风和湿度）。希波克拉底敏锐地观察到不同类型的体液失衡导致的各种不同疾病的症状和发展过程。他不仅详细描述了患者罹患某一特定疾病时出现的症状，而且描述了患者趋于康复或死亡的过程。疾病的病程受某一体液变化的影响，从而产生一些标志着病情变化的转折点。发热被分为间日热和三日热等，这种分类基于危机发生前的天数。希波克拉底治疗疾病时，既通过改变饮食和环境来达到控制引起体液失衡原因的目的，又对体液失衡本身进行纠正，如利用催吐、导泻和静脉放血的办法来清除体内过多的胆汁或黏液。使用催吐药、泻药和静脉切开放血术，直至19世纪仍然是标准的治疗措施。这些技术在希波克拉底框架中是成立的，因为它们是调节体液平衡的手段。

在《希波克拉底文集》中,希波克拉底对四体液作出了详尽的解释。"论疾病Ⅰ"(On Diseases Ⅰ)中,作者既讨论了四种特性——热、冷、湿、干的致病作用,而同时又以胆汁和黏液的双极作为疾病的主要解释。"论圣病"(On the Sacred Disease)中,作者也显示出类似的含糊。只有在"论疾病Ⅳ"(On Diseases Ⅳ)和"论人的特性"(The Nature of Man)中,有关人体四体液的描述类似于恩培多克勒的四元素学说。"论疾病Ⅳ"的作者认为四种体液为血液、黏液、胆汁和水,它们像植物的浆,为机体提供营养。它们分别来自心、脑、胆囊和脾,这些器官在早期希腊医学中被认为是对维持机体功能具有重要意义的。"论疾病Ⅳ"的作者认为水是第四种体液,脾作为液体的贮存器官与水具有密切的关系。而在《希波克拉底文集》的"论人的特性"一章中,作者认为第四种体液是黑胆汁而不是水,而且作者关于四种体液与身体的四种主要器官联系与"论疾病Ⅳ"的观点也稍有不同:血液来自心脏,代表热;黏液主要来自大脑,代表冷;黄胆由肝脏分泌,代表干;黑胆汁来自脾胃,代表湿。水之所以被黑胆汁替代,可能是因为水与土、火、气一样是构成宇宙的最基本元素,将其再纳入机体的生理学体系在逻辑上会发生冲突。黑胆汁概念的提出是希腊医生基于临床观察的思辨推理,如胃溃疡出血病人出现的黑色样便、胃癌病人的黑色呕吐物、患恶性疟疾的病人会出现"黑尿"等,这些在疾病时可能被看见的黑色(暗红色)液体于是成为水的替代物质。由于黑胆汁可见于不同的情况,因此在《希波克拉底文集》中对这第四种体液——黑胆汁的论述也存在矛盾之处。它可能是血块,也可能是胃溃疡呕吐时的黑色血样物质。还有医生描述它着地时会冒泡和嘶嘶发响,能破坏与之接触的东西。考虑到黑胆汁的这种破坏性潜力,它在正常时是不可能发生的,因此它被列在血液的对立面。血液一般认为是有益的,而黑胆汁则是有害的。

"论人的特性"的作者指出:人的身体内有血液、黏液、黄胆、黑胆,这些体液构成了人的体质,通过这些体液便有痛苦的感觉或享有健康。这些体液的比例、能量和体积配合得当,并且是充分地混合在一起时,人就有完全的健康。当某一体液过多或缺乏时,或某一体液单独处于身体一处,血液与其他体液不相配合时,便感到痛苦。当一种体液离开其他体液而孤立时,不仅仅是它原来的地方要闹病,它所停留的地方也要闹病;因为体液过多就会造成疾病和痛苦。事实上,当一种体液流出体外超过所应当流出的量时,这个空虚处便酿成疾病。另一方面,假如体内发生这种空虚,即当某种体液移动或离开其他体液时,人将表现出双重疾病:一是在该体液所离开的地方,另一个是体液所流到的地方。在论述中,作者通过仔细的临床观察已提示四种体液的存在并认识到其重要性,同时作者还进一步指出体液在各器官之间存在着交互关系,即体液产生的交感作用。在"论食物"(On Aliment)一章中也强调了这种在各器官之间存在的交互关系,即由体液产生的交感作用,指出:"一切都建立在体液完全混合的基础上,一种统一的和谐,统一的交感的基础上。"[2]

由此可见,体液论是在希波克拉底时代逐步建立并完善起来的,是希腊医生与哲学家之间相互作用、相互影响的产物,自然哲学家依据医生所提供的临床经验和观察资料按次序分类,形成了影响西方以后 2 000 多年医学发展的重要理论。

二、希腊医学的信条

希波克拉底学派的体液论作为西方古代医学的正统理论,对西方医学的发展有着重要的影响。不同时代的医学家也对体液论不断充实、完善,并依据他所处时代的理论和实践加以解释和应用。

古罗马医学家盖仑(Galen,129—210)第一次对体液论进行了综合。盖仑将希波克拉底和柏拉图的观点合为一个体系,将四体液与四元素联系起来,形成了所谓的体质论。盖仑把体液的作用看做是各种不同气质的基础:血气方刚者是由具有潮湿和温暖这种基本性质的血液控制着;在冷静沉着者的身上,是潮湿和寒冷的黏液控制着人体的灵魂特质;忧郁的人是处在干而冷的黑胆汁的影响之下;易怒者是由于干而热的黄胆汁的作用。但与希波克拉底不同的是,盖仑将体液视为不可见的实体,只能通过逻辑的方法来认识。盖仑认为,由于动脉中的血液由四种体液形成,所以血液具有支配地位。由不同体液混合所形成的体质既能影响机体,也能影响心灵,从而用体质病理学理论阐明了柏拉图和亚里士多德论述的问题,即抑郁质是由人的体质所决定的。通过盖仑的综合,体液论、体质论不仅在临床上得到广泛的应用,而且也被相面术和占星术所采纳。如占星术士的四相图,将四体液结合到天空中的四个中心点,每三个星座与一种体液相关,如黏液与魔羯座、宝瓶座和双鱼座相关。基督徒也将体液论与圣徒彼得、保罗、马克和约翰联系在一起,与音乐调式联系在一起。盖仑的体质论几乎能解释人类健康、疾病及其相关的任何问题,为疾病的治疗后果提供了各种可能性回答,例如病人在接受治疗后未能康复,该体系所提供的多种解释方式本身就可自圆其说。这种理论后来成为中世纪欧洲和伊斯兰世界医学占统治地位的医学理论。

中世纪对这些非自然因素的重视是体液论发展的一个重要部分。人们将环境、卫生和饮食作为健康和疾病的重要决定因素的思想,直到 19 世纪都得到医生的赞同,尽管他们已经拒绝体液论。从整体上看,体液论作为一种主导西方医学两千多年的医学理论,为治疗和预防疾病提供了一个连贯的、合乎逻辑的基本框架,而且在许多方面与医生的经验甚至同病人观察到的现象是一致的。例如,一些疾病有季节特点,一些疾病侵袭某些年龄段的人群而不影响其他人,一些疾病不经治疗在一定时间也会出现缓解等等。体液论要求医生将病人作为一个整体来考虑,强调心灵和躯体的统一,尽管它对疾病的解释既包括躯体的,又有心理学的,甚至还有占星术的,但它为医生提供了一个能有效理解和解释疾病原因和现象、选择适当治疗方法的理论框架或体系。

中世纪后期,阿拉伯文的希波克拉底和盖仑著作又被转译为拉丁文回到西方。在 11 世纪以后,体液论被引入新建立的大学中作为医学教材,并成为医学理论的基础。诊断和治疗根据所谓六种非自然因素的模式而构造。16 世纪以后,随着解剖学和生理学的发展,体液论所依据的古代解剖学和生理学知识已被抛弃,体液论的理论基础也随之瓦解,但是在治疗方面,体液论的解释依然有一定的说服力,因而得以继续,尽管它在形式上已逐渐变弱。17 世纪,医理学派继承了"固体病理学"的传统,把疾病的本性归结为机体各组成部分的机械性连结的改变,具有鲜明的机械论倾向。医化学派接受了"体液病理学"的影响,认为疾病是由于体液的化学成分,首先是消化液和血液的化学成分的改变造成的,而体液中化学成分的改变又受某种特殊的、非物质的"生命力"所支配。

哈维(W. Harvey,1578—1657)对血液循环的发现,仅仅导致人们将盖仑描述的血液的许多性质转交给其他体液,许多 18 世纪的健康和疾病理论依然是以机体的体液平衡思想为基础的。例如巴伐利亚医生、活力学派的创始人斯塔尔认为所有疾病都发生在血液,由于血液的郁积或黏稠而产生炎症等病理现象;医物理学派的代表人物、哈勒大学的霍夫曼(F. Hoffmann,1660—1742)认为疾病是胃肠的多血症(plethora)所致;英国享负盛名的医学教授居仑(W. Cullen,1710—1790)则将发热归咎于动脉的痉挛；而居仑的学生布朗(J. Brown,1735—1788)主张疾病是体内器官过度刺激的结果。法国内科医生安德烈(G. Andral,1797—1876)在研究血液学的基础上,复兴了更严格的体液论,将疾病归咎为血液成分,如血纤维原、白蛋白、碱的变化。在安德烈思想的影响下,19世纪奥地利病理学家罗杰坦斯基(C. Rokitansky,1804—1878)将所有病理细胞的产生归咎于血液中不好的混合,后来在细胞病理学的创始人魏尔啸(R. Virchow,1821—1902)的批评下,他收回了自己的观点。[3]

即使体液病理学退出历史舞台,直至19世纪,以草药和家庭医学书籍出现的体液病理学,在民间仍然有影响。在拉丁美洲,体液病理学最初以高贵的形式出现,后来又以普通的形式对现代社会产生巨大的影响。随着美洲被发现和征服,体液病理学也被带到新大陆,正如在西班牙那样,在美洲新大陆,体液病理学以科学医学的形式一直维持到18世纪。与此同时,体液病理学的成分与印欧混血人种及印第安人遗留下来的医疗知识相混合,成为民间医学。如今,在拉丁美洲的大部分地区,从墨西哥南部到讲西班牙语和葡萄牙语的南美洲,体液病理学的民间变体是乡村和部分城市人解释疾病产生原因的理论根据。在当代拉丁美洲的体液病理学中,疾病归因于过量的热气和寒气侵入体内。例如手臂痉挛的男子可能将这种症状解释为,在用石灰水粉刷墙壁时,手被暂时加热,洗手所引起的。寒可以以气(air)的形式,或者以摄入"寒的"食物、赤脚踏在寒冷的地板上等方式进入体内。暴露在太阳下、陶窑或者火炉前,洗热水澡,睡觉,阅读(眼睛变热),妊娠或月经期,摄入"热的"食物和饮料,经历"热的"情绪体验,如惊吓、愤怒和悲伤等,都可以引起身体的热力增大。从理论上说,被认为由热引起的疾病用寒的草药和食物以及寒的治疗方法(如在皮肤上贴某种药膏)来治疗。实际上,大多数药物是含有寒的成分和热的成分的混合物。当穆斯林文明向西移动时,希腊体液病理学也向东传播。穆斯林将盖仑医学称为Tibbi-Yunani或Unani Tibbi,即古希腊医学。在伊朗、巴基斯坦以及其他南亚和西亚国家中,体液病理学以高级的标准和民间的标准存在。体液病理学也是构成马来西亚、印度尼西亚和菲律宾等东南亚国家的民间医学的主要成分。在菲律宾,这些信仰似乎是受从墨西哥来到马尼拉的西班牙大帆船上的西班牙人影响的结果。马来西亚的体液病理学显然是穆斯林影响的结果。因此,随着穆斯林和西班牙人向东向西推进,古希腊医学的基本信条已经环绕整个地球。[4]

三、从器官到组织

早在希腊化时期,亚历山大利亚的医生埃拉西斯拉特(Erasistratos)在解剖尸体的过程中观察到因疾病而发生变异的器官,并最终导致他放弃了当时正统的体液病理学说,而主张局部病理的观念,认为疾病是因为各器官充血所致。不过,埃拉西斯拉特的局部病理思想因缺乏更多的证据和完善的理论而未获得医学界的支持。

情况到了 16 世纪逐渐发生了变化。16 世纪,人体解剖学建立,解剖学家们在尸体解剖中也观察到器官的各种病理变化,并将这些病变记录下来,如畸形的人体组织、胆石和膀胱结石。解剖学家们通过大量的观察,了解到器官健康时的生理常态与病变时构造上的变化。所以,病理解剖学是建立在正常解剖学和生理学基础之上的。近代生理学的奠基人哈维已认识到了病理解剖观察的重要性。他说,研究一个由痨病或慢性病症而死的尸体,要胜过研究 10 个绞死的囚犯尸体。

在 17 世纪末至 18 世纪初,医学家已开始重视病理解剖的观察,收集了各类病变器官的标本。虽然许多人已经做了大量的工作,但病理解剖学的建立应归功于帕多瓦大学的莫干尼(G. Morgagni, 1682—1771)。

莫干尼出生在波奴尼亚西南方一个名叫 Forli 的小城市里。他从小就显露出超人的天资,据说莫干尼还不到 14 岁的时候,已经可以撰写散文与诗歌,敢于在公众场合与大人探讨哲学问题。他的思路之清晰、文笔之细腻、风格之优雅,很早就受到人们的赏识。莫干尼在 16 岁左右进入古老的波洛尼亚大学(University of Bologna)攻读哲学与医学。他的解剖学教授就是著名的解剖学家法尔萨瓦(Valsalva)。仅仅三年,莫干尼就以优异的成绩获得了学位,并成为大学生研究学社的主席。刚满 25 岁时,又被聘为波洛尼亚大学的解剖学助教。四年之后,他应邀前往帕多瓦大学,从事医学理论教学。从 1715 年起,莫干尼终于如愿以偿,获得威尼斯元老院的批准,荣任帕多瓦大学的解剖学教授,长达 56 年之久,直到 89 岁高龄去世。而他的几位前任,正是维萨里、法布利修斯(Fabricius)等誉满欧洲的解剖学大师。在帕多瓦大学半个多世纪的学术生涯中,莫干尼先后从事了上千例的尸体解剖,其中大多数尸体都有过生前患病的历史。在这些解剖、观察之中,他的兴趣已经不再局限于维萨里、法布利修斯的传统,仅仅对人体各部位进行精确的测量和描述,他开始将视线转向前人几乎不曾探索过的领域:从解剖学的角度探索人类疾病的位置和根源。他以毕生的精力,对人体各部位、各脏器的异常改变进行大规模、有系统的观察和比较。与此同时,他又把这些变化和这些死者生前所患的疾病、临床症状进行分析对比,逐渐找到了一系列有规律的联系。通过对多年来的解剖病理的分析和总结,莫干尼果然发现,某些特征相似的临床疾病也常常伴随着某些特定脏器的明显变化。这些变化,大多表现在脏器的体积、质地、色泽的改变,损伤以及异常物质的蓄积等等。在为数不少的病理发现之中,莫干尼最早记载了心瓣膜病变、心-脑综合征(阿-斯综合征)、梅毒性动脉瘤、急性黄色肝萎缩(急性肝坏死)、肾脏结核、肺炎急性期的"肝样变"特征等重要病变。他还指出,颅内化脓通常是由化脓性中耳炎的进一步扩散所致,纠正了他的导师法尔萨瓦过去所持的相反看法。不过他也通过尸体检查,证实了法尔萨瓦的另一种说法:脑内某一侧的某些病灶,常会导致对侧肢体的麻痹或瘫痪。[5]

1761 年,他的著作《根据解剖学的研究来解释疾病的部位和原因》在威尼斯出版。这部著作与维萨里的《人体之构造》和哈维的《心血运动论》鼎足而立,奠定了西方科学医学的基础。值得一提的是,这三位医学大家都曾在帕多瓦大学工作过,因此,位于意大利北部的帕多瓦大学被人们誉为现代医学的摇篮。

莫干尼的著作对于人们疾病观念的转变有着重要的影响。莫干尼证明了疾病的发生是有一定部位的,这些部位就在各器官之内,器官的病理变异是大多数病症的原因。这一理论是对疾病本体论的有力支持,从此形成了一种疾病的各种症状可以有解剖学上的事实来作证。医生们由此来确定疾病的病因,明了病变的结构;医学家还可以从理论上推测疾病的变化与发展;研究疾病的方法也发生了转变:医生的责任在于仔细观察疾病的发展,跟踪疾病的进程,病症的观察应该从表面的检查到内部器官的诊察。倘若病人死了,应该执行尸检,将可疑的部位或器官制成切片,用一切可以应用的方法来进行细致检查。医学家通过病理解剖的实验室报告与病人的病史来比较,把病症同解剖结果联系起来,以确定最终的诊断。

当然这种工作与死去的病人已经丝毫无关,但医学家却由此积累经验,有利于提高未来的诊断水平。对于许多在病人生前不能了解的病症,医学家可以通过病理解剖来得以解释。莫干尼把"病灶"和临床症状联系起来，找"病灶"成为西医诊断的最主要目标。只有找到病灶医生才能判断病人得的是何种疾病，才能制订治疗方案，若找不到病灶，则诊断不明，也就无法确定有效的治疗。找病灶思想是西医诊断学以及各种诊断技术和仪器的基础，其影响一直持续至今。

19 世纪初，巴黎临床医院（Paris Clinic）开展了大量病理解剖研究，收集了丰富的临床医学资料，成为新式临床医学和医学研究的发祥地。科尔维沙（Corvisart）和雷奈克（Laennec）便是最著名的代表人物。他们将这种新方法应用于心脏和呼吸器官疾病的研究，极大地提高了心脏和呼吸器官疾病的诊断水平，使巴黎临床医院成为当时世界医学科学的中心。

法国解剖学者比沙（Xavier Bichat）在莫干尼器官病理学的基础上，提出疾病的发生地并非整个的器官，而是由于各种组织受到侵害。比沙用实验结果证明，同类的组织能发生同样的病态，能得同样的疾病，不论这种组织是在哪一个器官之内。器官疾病出现的各种病症，其实是由于组织的病变。如此，疾病的发生地便从器官推移到更深一层的构造——组织上了。

比沙出生于法国 Jura 的 Thoisette，在蒙派尔（Montpellier）大学时以极高的热情学习，正如后人追忆的那样，在他早逝于结核病前，至少进行了600 次以上的尸体解剖研究。在他的指导者皮尼尔（Pinel）和阿姆斯特丹（Amstendam）的 Andreas Bonn 的鼓励下，比沙在没有高度显微镜帮助的条件下，进行了重要的生物学单位——组织之上，而不是基于器官之上的正常组织结构和病理结构的比较研究。[6]他把人体组织分为：神经，血管，黏液状、浆液状组织和结缔组织等等，其中有的被认为是基本组织。每种都有其特殊的活性，当这种组织被削弱达一定程度时，将产生疾病。他提出了一个重要的概念：组织的病变在本质上是同样的，在任何一个器官里，组织病变的范围都能够被确定。他的这一理论在他后来的著作中得到了进一步的充实和发展。他关于收缩性、过敏性和中毒性的理论，是对哈勒（Haller）和其他前辈们的经典理论的继承和发展。这些学说被临床医学采纳后，发展为一个很大的法国医学学派。他的这些学说为现代医学的奠基作出了巨大的贡献。我们可以毫不夸张地说，有了莫干尼和比沙，才会有19 世纪的魏尔啸的细胞病理学。

但病理解剖学在解释一些无实质性病理变化的疾病时，常常遇到困难。奥地利的病理学家罗杰坦斯基（Rokitansky，1804—1878）详细而相当精确地记载了不同疾病时所引起各器官的病理解剖变化,但他以体液不调来解释这些变化。他毫无根据地假定:由于体液的组成失调,遂有特殊的无构造物质沉积于机体的个别部位内,从这种物质再产生渗出物、脓汁、癌瘤及其他病理现象。然而,植物体和动物体的细胞构造的发现,为最终摧毁罗杰坦斯基的概念创造了前提。由于缺乏充分的病理学上的事实来证明自己的理论,罗杰坦斯基很快放弃这一学说,包括其中的合理成分。

从此以后,本体论的疾病观、疾病分类学和病灶的概念,成为了西方近代医学的核心思想,也是建构"近代西医"体系的基础。这些观念的确立标志着古代西方医学传统的终结。

四、细胞生病了

19 世纪中叶,显微镜的制造水平(特别是镜片的磨制水平)在德国得到了显著的改进,显微成像的放大倍数、分辨率和清晰程度大大提高,观察物体的精度已经发展到微米的阶段,有力地促进了人类对自然界进行深入观察、研究的热情和能力。生物科学,特别是显微解剖学、组织学和细胞学,在德国取得了一系列格外引人注目的辉煌成就,涌现了以穆勒(Johannes Muller)为代表的一批杰出的生物科学家。人们对动物的主要生命器官进行了显微解剖,先后发现了副中肾管、肾脏的"肾小球、肾小管"等亚微结构。显微切片的制备、染色技术的不断改进,使人们有可能对各种动植物的组织结构进行仔细的观察。德国人施莱登、施旺通过对植物和动物结构的一系列显微镜观察,分别在 1838 年和 1839 年提出"细胞是动物和植物的基本结构单位",终于建立了生物学新兴的分支学科——"细胞学"(Cytology)。这也是生物科学发展史上的一个重要里程碑。生物学的飞速发展,不可避免地影响到医学界对于生命和疾病的认识,促使医学界在显微镜下进一步探索疾病的本质,了解各种疾病过程中细胞所发生的变化,理解这些变化与临床症状之间的联系,进而从细胞的水平来认识疾病的发生和发展。而最早在这方面取得显著成就的,也正是一位德国人。他就是穆勒的学生之一,德国多才多艺的杰出病理学家鲁道夫·魏尔啸(Rudolf Virchow,1821—1902)。

魏尔啸于 1821 年出生在普鲁士王国东北部一个名叫 Schivelbein 的小镇上(今为波兰之西北部),他以优异成绩毕业于当地的私立中学之后,于1939 年进入柏林的普鲁士军医学院(Friedrich-Wilhems Institute)学习医科。这所军医学院当时是柏林大学的一部分,其主要目的是为普鲁士王国培养高级医务人员。学校不仅对合格的学生实行免费教育,还拥有一批实力相当雄厚的教职人员,显微镜的使用也已经相当普遍。魏尔啸最为崇拜的教授之一就是当时享誉欧洲的著名解剖学、生理学家穆勒。魏尔啸在1843 年获得医学博士之后,随即开始在柏林的 Charite 医院担任病理科医生 Robert Froriep 的助手。仅仅三年之中,他就做出了两项极为重要的贡献:于 1845 年首先发现了白血病,又于 1846 年阐明了血液循环系统内栓塞现象的发生过程与机制。当时的医学界对于白血病毫无认识。虽然在魏尔啸之前,也曾有不止一人在显微镜下发现这种病人的血液中出现了大量的白血球,而且称之为白细胞增多症(Leukocytosis),但人们都认为它不过是一种血液的化脓现象(脓毒血症,Pyemia)。魏尔啸经过反复、仔细的观察,发现这些异常增多的细胞与普通炎症时的白血球有着明显的区别,终于提出这是一种与血液化脓不同的新的疾病,第一次将它命名为白血病(Leukemia)。今天我们知道,白血病是发生于骨髓造血系统的一大类恶性肿瘤,最常见的是发生于粒细胞和淋巴细胞系列的白血病。大量增生的肿瘤细胞不断地释放到周围血液之中,导致了异常白细胞的大量增多,并进一步造成其他脏器的损伤和一系列严重的并发症。这类疾病的最早发现和命名,应当归功于初出茅庐、年仅 24 岁的病理学助理医师魏尔啸。魏尔啸在第二年的另一重大贡献,是首先发现了血管内的栓塞现象。今天每一位读过病理学总论的医学生都知道,人体的血管内出现异常的物质团块,随着血流运行一定的距离,并造成远端血管狭窄部位的阻塞,这种现象称为栓塞(Embolism),而造成栓塞的固体物质则称为栓子(Embolus),其中最多见的栓子来自血栓形成(Thrombosis)。在临床上后果较为严重的是脑血管栓塞、肺动脉栓塞和心脏的冠状动脉栓塞。后来人们还发现,脂肪、气体或异常的液体进入血液循环,也可以造成栓塞。但在 19 世纪中叶,医学界对这种“奇异”的现象并不理解。由于尸体解剖时常常会在身体各部的静脉血管内发现血凝块(Clot),法国医学界曾有一种说法,认为血凝块与静脉炎有关,进而提出:静脉炎是导致人体所有疾病的根源。魏尔啸在对这一理论进行探讨时,通过对血凝块的显微镜观察、化学分析以及动物实验,终于发现了两类不同性质的“血凝块”:由于局部血管的变化而引起的原发性血栓和血栓由原发部位脱落后在远端部位造成阻塞的“栓塞”。这一重大发现,顿时解决了自莫干尼以来长期困扰医学界、特别是病理学界的一个大难题：血管内出现大型的"血凝块"，造成肺部大血管的急性阻塞，引起病人的猝死。这种现象，尤其多见于下肢静脉严重曲张的患者。虽然病理学家不止一次在这种猝死的患者肺动脉分支处发现像马鞍一样骑跨着的大血栓，却对它的来源始终感到迷惑不解。从来没有人想到这些血栓来自远端的静脉大血管。魏尔啸在1846年发表的一篇论文中，以令人信服的证据，明确地报道了这两类不同的血栓——原发性血栓（Thrombus）和栓塞（Embolism），阐述了两种血栓的产生机理。他特别指出栓塞的形成需要三个阶段：原发血栓的脱落、伴随着血流的运转和前方狭窄部位的阻塞。与此同时，年轻气盛的魏尔啸还对"静脉炎致病"学说的两位拥护者进行了无情的抨击。其中一位是法国病理学家古维叶（JeanCruveilhier），另一位则是早已享誉全欧洲的病理学家、维也纳大学教授罗杰坦斯基（Carl Rokitansky）。凡是读到魏尔啸那篇言辞激烈的文章的读者，都十分担心他的鲁莽会因此造成什么后果。幸亏罗杰坦斯基比魏尔啸年长17岁，是一位性格宽厚的学者，他对于魏尔啸过于尖刻的批评非但不计较，而且坦然地接受了魏尔啸的理论，改正了自己的观点。这年年底，魏尔啸接替Froriep，继任Charite医院的病理科医生。仅仅三年之内，还不过25岁的魏尔啸，就有了如此重大的两项发现，使他在德国病理学界的名声大振，他迅速成为德国医学界一位令人耀眼的新星。1847年，德国杰出的光学工匠蔡司（Carl Zeiss）在耶纳（Jena）设立作坊，开始专门制造光学显微镜。就在同一年，雄心勃勃的魏尔啸与另一位朋友Benno Reinhardt合伙，在柏林创办了一份崭新的实验病理学杂志《魏尔啸病理解剖学与病理生理学杂志》（Virchow's Archives of Pathologic Anatomy and Physiology，简称 Virchovo's Archives），发表、传扬病理学研究的最新成果。

魏尔啸不仅是一位出色的年轻病理学家，也是一位幼稚而有着强烈的社会责任感、热衷于社会改革的热血青年。他坚信，疾病泛滥是社会弊病的一种反应，而最终责任在于当权者。1849年他接受政府的委托调查西里西亚地区（Silesia，今属波兰）的伤寒流行情况。西里西亚地域偏远，魏尔啸亲眼目睹当地居民在经济、教育、卫生各方面的艰难处境，深有所感。在他呈送普鲁士政府的调查报告中，除了陈述伤寒的流行情况和当地恶劣的环境状况之外，他还运用十分尖锐的笔锋，毫不掩饰地指责普鲁士政府的过失，终于引起了当局的极度反感。但考虑到魏尔啸在学术界的出色成就，最终决定以体面的方式、强硬的措施将他"请出"柏林。不久他被迫辞去在

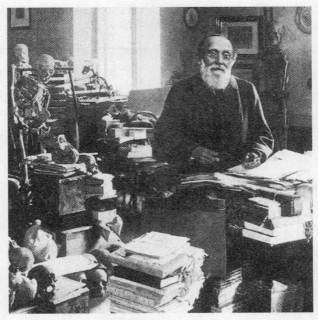

魏尔啸在工作室工作

Charite 医院的职务，前往南部的维尔茨堡大学（Wurzburg）担任专门为他设立的病理学教授，长达 7 年之久。在维尔茨堡的课堂示教过程中，魏尔啸大力提倡使用显微镜和特别制备的显微观察标本，还设计了专为显微示教用的显微镜滑轮道，以便每个学生都能观察到教授所讲到的内容。他特别鼓励学生们学会使用显微镜，"从显微镜的角度去思考问题"，善于识别那些与疾病有关的特殊变化。正是在这些病理学的教学中，魏尔啸向学生郑重提出"细胞是人体内最基本的生命单位"的观点。

在魏尔啸、巴斯德的时代，虽然细胞的存在已经为人们普遍接受，但对于新生细胞的来源却有着不同的看法。一部分人认为，细胞很可能来自原先就存在的细胞。但包括施旺在内的不少人认为细胞来自非细胞的原生质（cytoblastema）的凝聚。魏尔啸的老师穆勒也同意这样主张，说细胞核先分泌间质液体，液体中小球再形成核，然后有浆，最后有细胞膜，形成细胞。魏尔啸通过自己的大量实际观察之后，抛弃了这种细胞自主论（包围学说）。1852 年魏尔啸根据看到的细胞分裂现象，提出细胞来自细胞的科学论断（细胞连续发育）。魏尔啸通过对大量组织、细胞的显微镜观察之后，坚信人体内新的细胞必然来自另一个细胞的分裂。他认为："没有任何一种发育是凭空开始的,因为正如在整个机体的发展史上一样,我们也同样在个别、部分的发展史上否定生物自生论。现在我们不能容忍这样一些见解,即因消化不良引起的胃中的不洁黏液可以产生绦虫,或者由动物或植物的腐败可以形成滴虫、菌类或海藻。同样我们也不能承认,在生理性或病理性组织中,一个新细胞能够由非细胞物质产生出来。正如一个动物只能来自动物,一个植物只能来自植物一样,一个细胞的发生一定先有一个细胞的存在(一切细胞来自细胞)。"他于 1855 年在自己主办的《魏尔啸病理学杂志》的一篇文章中,再一次明确提出"一个细胞的产生,必然来自另一个细胞"的不朽概念,否定了细胞可以由其他物质自发产生的说法。

为了更广泛地向医学界传播病理学的最新进展,魏尔啸从 1858 年 2 月 10 日到 4 月 27 日,将医学科学近 15 年来的进展,特别是他自己近十年来的大量研究成果进行了认真的汇集、整理之后,以每周两次的病理学讲座,为柏林的医学界系统而详细地讲授"细胞病理学"的内容,介绍与各种疾病相关的病理解剖学和病理生理改变。与此同时,他还请一位速记员坐在听众之中,将他的每次演讲完全记录下来。经过事后的适当修订,以《细胞病理学》(Cellular Pathology)的书名在柏林正式出版。

《细胞病理学》明确地将病理学研究深入到微观世界的细胞中,开辟了病理学的新阶段。魏尔啸总结出:机体是细胞的总和,机体的病理就是细胞的病理,疾病是由于细胞的改变造成的。

细胞病理学的诞生是人们对疾病认识的又一次飞跃,标志着对疾病的认识从器官、组织水平进入到细胞层次。细胞病理学以形态学的研究方法阐明疾病现象及发生、发展,并与临床医学密切联系起来,大大推动了诊断学和临床医学,改变了过去对疾病的主观判断,用估计和假说来解释临床疾病的神秘状态。细胞病理学强调把局部病变和致病因素、疾病过程联系起来,推翻了当时液体病理学说、固体疾病学说和早期神经病理学说,改变了过去造成在临床治疗上的消极态度,大大推进了药理学、治疗学、病理学的发展,并使手术外科得到迅速发展和成功。

魏尔啸提出的新的细胞病理学关注机体组织和细胞,而不是体液和化学成分的改变。细胞病理学的诞生似乎意味着体液论作为一种科学上可接受的理论的终结,尽管普通人依然用相似于盖仑和希波克拉底的观点看待疾病和治疗过程。然而,激素和神经内分泌在体内的分离和鉴定,以及它们在维持自然平衡、稳态、控制躯体行为的过程中的重要作用,似乎在一定程度上又可以被看作是对体液论的证实。这些现代"体液"不像其"祖先"四体液那样,被认为是所有病理变化的原因,而且它们之间的相互作用比希波克拉底体液论的混合要更为复杂。与此同时,现代流行病学家已开始关注个体的易感性作为某些疾病的发病因素的现象,区分躯体的和心理学的类型,判断哪一种是最主要的风险因素。当然,这些医学思想的转变应当看作是整体论的复兴,而不是特定的体液论的复兴,因为在现代医学的解释框架里,已不需要求助于体液论中四体液的僵硬理解了。体液论退出历史舞台已有相当长的时间了,然而,体液论的基本思想,即重视机体的平衡、注意自然环境对人体健康和疾病的影响、强调医生的作用是依靠自然治愈力帮助病人恢复等,已日益为现代医学所肯定。现代整体医学的兴起,也再次证明了古老的医学传统依然能为现代医学的发展贡献出智慧。

注释:

［1］　［加］保罗·萨加德著.病因何在:科学家如何解释疾病.刘学礼译.上海:上海科技教育出版社,2007:28

［2］　张大庆著.医学史十五讲.北京:北京大学出版社,2007:40-42

［3］　张大庆著.医学史十五讲.北京:北京大学出版社,2007:50-51

［4］　席焕久主编.医学人类学.北京:人民卫生出版社,2004:48

［5］　余前春主编.西方医学史.北京:人民卫生出版社,2009:60-61

［6］　郭成圩主编.医学史教程.成都:四川科学技术出版社,1987:195-196

生命的秘密

——内分泌学的诞生

  人们经常发现一些有趣而又奇怪的现象：紧张的时候会脸红、出汗、心跳加快；被阉割后的动物和人都会失去生殖能力及第二性征消失……为了找到根源，各种动物被用来进行实验。在实验中，生理学家们通过肉眼观察到出汗、流唾液是汗腺、唾液腺这类导管样的看得见的腺体释放出来的。可还有一些物质的分泌是因为人体内存在一种看不见的腺体，这就是我们今天所知道的内分泌现象。随着第一种内分泌的物质——促胰激素的发现，很快掀起了一股寻找激素的热潮。在这热潮中，曾经可怕的糖尿病被攻克，人们甚至对人体又有了新的认识：一些曾被认为是人类特有的行为，现在看来也不过是激素的作用。在 20 世纪的几十年间人们在"一夜之间"就发现了几十种激素。这"一夜之间"的发现的背后却是无数科学家们的辛劳与努力。

一、"返老还童"与内分泌

　　远在古代,人们就知道吃了动物或敌人的心脏、性腺或脑等器官,可以增进健康。这个古老的信念带进了早期的医学实践,发展到用健康器官的提取物来治疗同类器官的疾病。从某种意义上讲,这就是替代疗法的萌芽。我国古代人民早在公元前 11 世纪(西周时期)就对动物和人的阉割有了认识,为认识性腺与人体的关系提供了基础。虽然那时不了解阉割的作用机理,但从经验证明,睾丸与人的生殖能力和第二性征具有密切关系。公元 2 世纪末,道家甘始、东郭延年和封君达就饮用人尿来强壮身体。7 世纪的孙思邈就推荐用尿沉渣来治疗某些小儿疾病。8 世纪(唐朝)就有人应用紫河车(胎盘组织)治病。现在知道,胎盘中含有大量的雌激素和前列腺素。11 世纪(北宋时代),从人尿中炼出了"秋石还原丹",运用于临床治疗,取得了良好效果。实际上那是由于从人尿中提取出了性腺激素,只是当时对性腺和性激素这些概念尚未形成。西方国家最早记述的动物阉割是在公元前 4 世纪,那时古希腊哲学家 Aristotle(公元前 384—322)详细描述了阉割对鸟类的影响,并把阉割引起的退化现象同人阉割后所产生的变化进行了比较。

　　1848 年,德国哥丁根城的伯索尔德(A. A. Berthold)将小公鸡的两个睾丸去除,发现阉割后鸡冠萎缩,但只要植入一个没有神经联系的睾丸就能使鸡冠恢复正常生长。他的结论是:睾丸向血液释放出某些物质,维持着雄性行为和第二性征。伯索尔德对其实验结果的解释受到他遗传概念的影响——一种泛生论的变种。这个理论认为,从身体各部分释放出一些颗粒,通过血液在全身循环,最后集中于生殖器官,在此形成一种聚合物,能产生与亲本或双亲相似的后代。这种实验形成了两个有用的概念:即身体的某些部分向血液释放特异物质,并携带到身体的特定部位,为特殊需要而利用。虽然他以后没有继续进行研究,但已清楚地开辟了一条通向新的科学领域的道路。

　　现代内分泌概念的建立,与形态学和生理学研究的进展密切相关。在人体的生理现象中,像出汗、流唾液,肉眼就能明显看到,即便是胃液的分泌,生理学家们通过实验也可以看到,它们是从汗腺、唾液腺和消化腺这类导管样的看得见的腺体释放出来的。但是,著名的法国生理学家、实验医学的奠基人之一克劳德·贝尔纳(Claude Bernard,1813—1878)从 1848 年起,在一系列的实验中,发现动物和人的肝脏具有生成糖原即动物淀粉的功能,却看不见有任何导管样的器官。三年后,即 1851 年,在论文《人和动物肝脏的新功能》中,贝尔纳谈到了这个问题,认为这是因为人体内存在一种看不见的腺体,是这种腺体所产生的"内分泌"(internal secretion)作用的关系。这是生理学文献上第一次应用"内分泌"这个术语,为生理学开拓了一个新领域,贝尔纳因此第三次被法兰西科学院授予实验生理学奖。

所谓"内分泌"的现象激发了布朗·塞加尔的兴趣,于是,他在巴黎圣雅克街的实验室里,集中研究人体内这一看不见的无导管腺体组织系统。1856年,布朗·塞加尔报导说,在肾脏的顶端,左右各有一内分泌腺,就是肾脏的腺体,虽然大小只有 50 毫米×25 毫米×5 毫米左右,重量也仅约四五克,但其作用极大,如果将两侧这肾脏腺体摘除,人就会心率衰竭、体温下降,数小时内即会死亡,比被摘除两只肾脏还要死得快。所以,肾脏的腺体是人和哺乳动物生命所不可缺少的。布朗·塞加尔的这项报导被认为是生理学上最重要的发现之一。人类从远古时代起,就有阉割的习俗,有关阉人的情况,布朗·塞加尔从文献中也有相当的了解。于是,到了 1869 年,就有一个新的想法出现在他的脑际。他想,既然摘除睾丸会丧失男性气概,而且人体的衰老过程又与性的消退同时发生,那么,从"否定的否定"出发,吸取这种器官里的精髓,不是可以获得男性雄姿,延缓人体的衰老,甚至使人返老还童吗?最后,他在对睾丸制造精子和分泌睾酮这两项基本功能进行了切实的研究之后,试验将精液注入动物体内,遗憾的是都没有成功。现在,虽然已经过去 20年,伯索尔德的实验又使这位年龄已经高达 72 岁、个性仍旧像青年一样执著的老人振奋不已,给自己注射了动物性腺制作的浸膏,并于 1889 年 6 月 1 日向巴黎生理协会大会做了有关这一自体实验的报告[1]:

"达松瓦尔医师和我制备下来自一只 2 岁狗和一些年幼豚鼠睾丸的提取液。该液体与精液和来自睾丸静脉的血液相混合,用蒸馏水稀释 3～4倍。上述稀释液为一种浑浊的红色溶液。从 5 月 15 日起,我开始每天在自己的左臂或腿的皮下自我注射 1 毫升上述溶液。该提取物的滤液事先被进行澄清处理,以减少注射点疼痛与发炎的可能性。在详述我的研究成果前,我将说明自己的身体状况,使你们能够正确判断上述研究的结果。"

"在我的整个青少年与中年时期,我拥有适应工作的强健体魄与极好的食欲。科学研究、演讲、照看病人,整天专心工作 16 个小时以上,我每天约在凌晨 3 点便开始工作。这种健康状况大约持续到 10 年前,才开始有所改变。我过去常常连续上下楼梯,但现在走楼梯很困难,只能小心谨慎和稳当地移动自己。更糟的是,我在实验室里只工作半小时就得坐下来休息,甚至在自己书桌前写作仅三四个小时后,便由于筋疲力尽而不得不停笔休息。晚上 6 点坐车回到家后,我已累得要急于躺下,只好匆匆吃完晚饭便上床就寝。但即使如此,我在最初几小时睡醒就恢复精神。"

"仅仅做了 8 次注射后,我感觉身体状况有很大程度的好转,且更像以前的我,或者说更像只有我一半年龄的人的身体状况。我的体力已恢复到自己过去常常能连续做数小时实验而不需要坐下或休息的状态。一些年来,我在晚上无法从事任何重要的脑力工作,但在 5 月 23 日,在经过连续三个半小时的实验室工作后,我依然感觉思维活跃和精神饱满,使我饭后仍能就棘手的主题写作近两小时。你们完全能想象出我过去的活力,经恢复后我的精神状态。"

"其获益不只是脑力。我曾失去在自己膀胱中容纳较多尿液的能力,且尿流不过是涓滴。当我在注射后再次于小便池测量尿流时,我发现其排尿量增加了三分之一!便秘甚至更为痛苦。结肠肌像膀胱肌一样受脊髓的神经调控,且神经活性减弱,肌强度亦下降。然而,在注射处理数天后,我的肠功能和规律性比其他任何器官功能得到了更好的改善,我不再需要通便剂。这种强壮物明显改善了我的脊髓功能的所有方面。"

自然,这所谓的"恢复青春",完全是布朗·塞加尔自己心理上的"自我暗示"作用,没有多少天,他的身体情况仍旧像原来一样,说明他的实验是失败了。但是,谬误也可能导致真理,因为在布朗·塞加尔宣布自己恢复青春之后,生理学家们都要对他的实验进行检验,而且由此还会扩大到对其他内分泌器官的研究,这样就会促进内分泌学的发展。布朗·塞加尔的自体实验,在生理医学史上给人留下了难忘的情景,科学史家评价它是激素疗法的第一次有计划的认真尝试,显示出一个有理想的科学家的开拓精神,开创了"内分泌学"这门有趣的、极富吸引力的现代新学科,并把他作这次报告的 1889 年 6 月 1 日定为"内分泌学"诞生的日子。

二、巴甫洛夫的遗憾

真正的内分泌科学是通过贝利斯（William Maddock Bayliss,1860—1924）和斯他林（Ernest H. Starling,1866—1927）通过 1902—1905 年的实验而诞生的。他们指出了分泌素的存在和作用方式。当酸性食物从胃进入十二指肠时，其黏膜细胞释放出一种分泌物，通过血液循环到达胰脏，并刺激胰脏经胰管分泌胰液。虽然在此以前已经认识到各种内分泌腺对机体都有影响，但这一新的发现是划时代的，它第一次明确地证明了在没有神经系统参与下可以出现化学调节，从而肯定了某些特异腺体产生化学因子的观点，这些因子进入血液循环，并对远距离的靶器官和组织有调节作用。

1902 年 1 月，当英国两位生理学家贝利斯和斯他林在研究小肠的局部运动反射时，他们看到一篇新发表的法国科学家 Wertheimer 的论文，声称在小肠和胰腺之间存在着一个顽固的局部反射。对此，他们感到了很大的兴趣。这个法国人的实验是这样的：当将相当于胃酸的盐酸溶液注入狗的上段小肠时，会引起胰液分泌。为了进一步分析它的机制，他发现直接把盐酸溶液注入狗的血液循环，并不能引起胰液分泌；中等剂量的阿托品（能阻断副交感神经）也不能消除这个反应。Wertheimer 甚至还进行了更为关键的进一步实验：他把实验狗的一段游离小肠袢的神经全部切除，只保留动脉和静脉与身体其他部分相连。当把盐酸溶液输入这段小肠袢后，仍能引起胰液分泌。但他仍然坚信这个反应是"局部分泌反射"，一个顽固的神经反射，因为他认为，小肠袢的神经是难以切除得干净、彻底的。

贝利斯和斯他林看了这篇论文后，立即用狗重复了法国学者的上述实验，证实了他的结果，即放置盐酸溶液于这段切除了神经的小肠袢后，确能引起胰液分泌。但他们深信切除神经是完全的。那么，怎样解释这个结果呢？他们大胆地跳出"神经反射"这个传统概念的框框，设想：这可能是一个新现象——"化学反射"。也就是说，在盐酸的作用下，小肠黏膜可能产生了一个化学物质，当其被吸收入血液后，随着血液被运送到胰腺，引起胰液分泌。为了证实上述设想，斯他林立即把同一条狗的另一段空肠剪下来，刮下黏膜，加砂子和稀盐酸研碎，再把浸液中和、过滤，做成粗提取液，注射到同一条狗的静脉中去，结果，引起了比前面切除神经的实验更明显的胰液分泌。这样，完全证实了他们的设想。一个刺激胰液分泌的化学物质被发现了，这个物质被命名为促胰液素（secretin）。[2]

促胰液素的发现使贝利斯和斯他林很快意识到，这不仅是发现了一个新的化学物质，而是发现了调节机体功能的一个新概念、新领域，动摇了完全由神经调节的概念。也就是说，除神经系统外，机体内还存在着一个通过化学物质的传递以调节远处器官活动的方式。为了寻找一个新词来称呼这类化学信使，他们采纳了同事哈代（W. B. Hardy）的建议，创用了源于希腊文的一个字"激素"（hormone，"刺激"的意思）这个名称（1905 年）。按其实际定义来讲，这个术语并不完全令人满意，但一般仍在使用。现在已知激素既有激发作用，也有抑制作用，并且激素不能促使代谢转化，只能改变这些转化的速率。促胰液素是历史上第一个被发现的激素。

这样，"激素调节"这个新概念产生了，从而真正建立了"内分泌学"这个新领域。从此，国际上一个寻找激素的热潮开始了，使内分泌学出现了惊人的发展。迄今，不论在植物界和动物界都有激素存在。在低等和高等动物机体内已经发现了几十种激素，而且每年都有新的激素被发现，激素的重要意义是不言而喻的。其实，这个故事还应当从巴甫洛夫实验室讲起，因为他们对这个问题研究得最早，也很深入，但把问题弄得异常复杂。关于酸性食糜进入小肠引起胰液分泌这个现象，早在 1850 年就由著名的法国实验生理学家克劳德·贝尔纳（Claude Bernard）发现过，但似乎没有引起世人注意。后来又被俄国巴甫洛夫实验室的道林斯基（Dolinski）于 1894 年重新发现。我们知道，巴甫洛夫被认为是现代消化生理学的奠基人，他对消化生理学的贡献是十分卓越的。在 19 世纪末叶，他和他的门徒们集 20 多年的创造性工作，写成了《消化腺工作讲义》（1897；英译本 1902）这部经典著作，获得了 1904 年诺贝尔生理学或医学奖，赢得了世界荣誉。根据当时传统的神经论主导思想，也是巴甫洛夫学派特别信仰的思想，他们认为，盐酸引起的胰腺分泌是一个反射。他们原先设想，迷走神经和内脏大神经都可能是这个反射的传出神经，因为在此之前他们发现，刺激这两组神经都能引起胰腺分泌。在 1896 年，巴甫洛夫的另一个学生帕皮尔斯基（Popielski）对上述现象的产生机制进行了分析。他发现，切断双侧迷走神经、切断双侧内脏大神经以及损坏延髓后，这个反应仍然出现。他设想，在胃的幽门部可能存在着一个胰液分泌的"外周反射中枢"。又过了几年，帕氏发现，即使切除了太阳神经丛、毁坏脊髓以及切去胃的幽门部，盐酸溶液仍能引起胰液分泌。因此，帕皮尔斯基于 1901 年被迫修正了他自己过去的假设，认为这是一个局部短反射，其反射弧连接十二指肠黏膜和胰腺的腺泡细胞,通过位于胰腺外分泌组织中的神经节细胞而实现局部短反射作用。法国学者 Wertherimer 等进行同样机制的分析是于 1901—1902 年独立地在法国进行的。

贝利斯和斯他林的促胰液素的发现于当年发表(Journal of Physiology,1902,28：325)后,引起了全世界生理科学工作者极大的兴趣,也引起巴甫洛夫实验室工作者的极大震惊。这个新概念动摇了后者多年来奉为圭臬的消化腺分泌完全由神经调节的神经论思想,使他们一时难以接受。他们一方面力图收集已有的证据来反驳这个化学调节理论,一方面认真重复贝、斯二氏的实验。但促胰液素的客观存在是经得起实践检验的。曾离开前苏联定居加拿大的巴甫洛夫的一个老学生巴布金(B. P. Babkin)在撰写巴甫洛夫传记时,有这样一段生动的描述："巴甫洛夫让他的一个学生来重复贝利斯和斯他林的实验,巴氏本人和其他学生都静静地立在旁边观看。当出现(提取物引起)胰液分泌时,巴氏一言不发地走出实验现场回到书房。过了半小时后,他又回到实验室来,深表遗憾地说：'自然,人家是对的。很明显,我们失去了一个发现真理的机会!'"

三、攻克糖尿病

糖尿病,在胰岛素尚未发现之前是相当可怕的。患者严重地衰弱下去,不管怎样控制食物,都会无可挽回地死去,尤其是幼童死得更快。虚弱的病人很容易遭受各种感染,而且很容易死于无法控制的并发症;任何外科手术对于他们都有危险,病妇生孩子更会危及母子,医生们对此一筹莫展。德国 60 岁的贝尔纳·瑙宁医师在斯特拉斯堡开的诊所当时成了研究此病的圣地。在此以前,生理学家们曾经怀疑胰腺可能与糖尿病有关,但一直未能证明。1889 年,根据瑙宁的建议,他的助手、两名年轻的医科学生约瑟夫·梅林(Joseph Mehring)和奥斯卡·明科夫斯基(Oskar Minkowsky)将几只狗的胰腺摘除,果然使这些实验动物引起糖尿病,这猜测终于得到证实。在他们摘除胰腺的手术中,有一只狗排了尿,只是由于偶然的原因,在实验后没有及时将这尿揩掉。第二天早晨,明科夫斯基的助手进实验室时,意外看到实验桌上有少许白色的粉末。为了弄清这粉末是什么东西,他就用最简单的研究方法,即将微量的粉末放到舌尖上尝一尝,此时他发现,这粉末无疑是糖。可是这实验桌上面怎么会有糖呢? 于是,才想起昨天解剖时,狗排了尿。明科夫斯基立刻领悟到给狗摘除胰腺引起的糖尿病与尿中含糖之间的关系。

　　具有历史性的突破是在 20 世纪 20 年代。发现胰岛素的几位不朽人物中最值得一提的便是年轻的加拿大医生弗雷德思克·格兰特·班廷(Frederick Grant Banting),当时他年仅 30 岁,当 1923 年他为此获得诺贝尔奖时才 32 岁,成了当代最年轻的诺贝尔生理学或医学奖获奖者。

　　班廷 1894 年生于加拿大安大略省的阿里斯顿,在多伦多大学获得博士学位后,参加第一次世界大战,以矫形外科医生的身份去海外加拿大军队服役。1920 年回祖国后,在安大略省的伦敦市开业行医,三个月后在安大略大学谋得一个生理学实验示教的职位,示教的课目是生理、解剖和临床外科。一次,班廷准备好有关胰腺和糖尿病的关系的讲稿之后,在图书馆里偶然读到一篇摩西·巴伦写的这方面的论文,说到结扎胰导管发生的坏变与被结石堵塞所发生的情况一样。此文启发了班廷,使他怀疑胰小岛是否会有看不见的分泌物与糖尿病有关,以致兴奋得深夜都无法入睡,便起来在笔记簿子上写下这么几个字:

　　结扎狗的胰导管,等六至八个星期,待其腺泡萎缩只剩胰岛后割下,提取它的液汁。

　　当日,班廷把自己的想法告诉几位教授,希望借助医学院的实验室来验证他的想法。教授们劝他去他的母校多伦多大学,找在糖代谢的研究方面已经有所成就的生理学教授、生理实验室主任、英国生理学家约翰·詹姆斯·理查德·麦克劳德(John James Rickard Macleod)。麦克劳德最后总算答应了班廷的要求,但他竟这样对班廷说:"世界上最好的生理学专家都不能证明到底胰腺有无内分泌,你想怎么样?"但这并没有挫伤班廷的积极性。麦克劳德根据班廷的请求,供给他十只狗做实验,并且指定 20 岁的医科大学生查尔斯·赫伯特·贝斯特(Charles Herbert Best)和 E. C. 诺布尔做他的助手,后来诺布尔生病,由贝斯特一人继续。

　　划时代的工作是 1921 年 5 月 16 日开始的,班廷结扎几只狗的胰导管,割掉另外几只狗的胰腺。可是在短短的两周之内,10 条狗中就有 7 条狗在切除胰脏和结扎胰导管的手术中死亡。往后的实验进展也不顺利,重新买进的十多条实验狗因为感染及手术创伤等原因又死亡了 7 条。实验的进展很不理想,班廷的钱也快要花光了。他没日没夜地工作,食无定时,居无定处,连已经与他订婚的女朋友也与他分了手。但这些都没能动摇班廷的信心,他和贝斯特互相鼓励,决心从头开始。经过不懈的努力,实验有了重大的进展,7月27日,实验终于成功了。这天,班廷和贝斯特将一只狗的被结扎的胰腺割下,切成细块,冻结在碱水中,然后将其碾碎,加上100毫升生理盐水。随后,他们取出5毫升的这种溶液,通过颈动脉,注入另一只由于被切除胰腺患了糖尿病、正陷入昏迷状态的狗的血液里。两个小时后,贝斯特在检验这只动物的血糖时兴奋得叫了起来:"血液中的血糖下降了,我们做对了!"实验动物的病得到明显的好转。后来,班廷和贝斯特又多次将狗的胰腺割去,使它患上糖尿病,然后给它注射萎缩的胰腺的提取物,使它获得治疗,证明这是一个有效的办法。班廷的第一位病人是他少年时代的挚友和在医学院念书时的同班同学吉尔克里斯脱(J. Gilchrist),后者患了严重的糖尿病,自愿让班廷在自己的身上进行临床试验。[3] 吉尔克里斯脱顺利地经受住了第一次注射试验,以后他又在试验标准的注射剂量的时候扮演了"人兔"(兔是医学上和生理学上常用的试验动物)的角色,是第一位用班廷的新方法治愈的糖尿病人。从此,班廷开始进入一个非常活跃的科学研究领域,他发现了胰岛素(insulin)是胰脏内兰氏小岛的细胞分泌的一种激素(内分泌腺),它能控制糖类的新陈代谢作用,使糖分充分地燃烧并转化成二氧化碳和水,为人体提供必需的能量,所以胰岛素是人体利用碳水化合物所必需的一种激素。

实验虽然取得了初步的成功,但他们还面临着一个重要的问题:提取液的制备手续太复杂,而且还很不纯净,胰岛素的含量太少,无法应用于临床。因此班廷和贝斯特的任务就是要设法提取出尽可能比较纯的兰格罕氏小岛的激素,将它用于患糖尿病的人。很快他们就发现,酸化酒精能够抑制胰蛋白酶的活性,可以用来直接提取正常胰脏的胰岛素,保证胰岛素的足量供应。此时麦克劳德教授也改变了他的态度,不仅本人直接参与班廷的实验,还动员他的助手以及生化学家柯立普参加到这项令人兴奋的工作中来。柯立普对于胰岛素提取液的纯化作出了重大的贡献。[4]

六个星期后,他们实现了这个愿望。第一个接受这种胰岛素治疗的是一位14岁的患糖尿病的少年,他在被认为属于疾病终期的昏迷状态中被送进多伦多医院,接受注射后终于得到拯救,重新开始新生命。之后,发现胰岛素的消息立即轰动了全世界,世界各地的糖尿病人纷纷来信求药或前来求医。这使得班廷和他的合作者们很快就研制出在酸性和冷冻(冷冻也

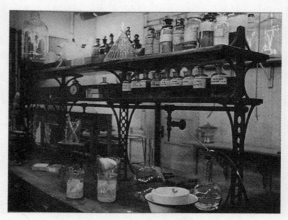

班廷工作的实验室

可使胰蛋白酶失去活性)的条件下,用酒精直接从动物(主要是牛)胰腺里提取胰岛素的方法,并在美国的伊来·礼里制药公司进行大规模的工业生产。据估计,从那时起以后的 50 年中,胰岛素至少拯救了 3 000 万糖尿病人的生命,直到今天,它仍然是治疗糖尿病的特效药。到目前为止,胰岛素仍是人们研究最多的一种含氮激素。1923 年,诺贝尔奖金委员会决定授予班廷和麦克劳德生理学和医学奖,以表彰他们对人类战胜疾病所作出的巨大贡献。贝斯特后来也成为一名著名的生理学家。1926 年阿贝尔(J. A-bel)从天然的物质中分离出了结晶状态的胰岛素,进一步推动了这一课题的研究。

在此之后,在侦察这些看不见的腺体和它们分泌激素的历史中,还有许多生理学家通过他们各自的工作,又查明了胸腺、垂体、下丘脑、肾上腺、松果体、甲状旁腺等内分泌系统的腺体和组织。但是,他们同时指出,很难说人体中所有的内分泌腺体和组织器官都已经找到,更不能说对这些腺体和组织器官已经获得足够的研究和认识。例如,有人怀疑像心脏、脾脏、肝脏这类组织,也许都是激素的供应者;又有人说,像组织胺这类具有促进胃液分泌功能的活性物质也可能是腺体,等等。因此,他们不认为这个时代已经结束,无疑,在侦察看不见的腺体这项工作中,还有许多事情等待着生理学家们去做。

四、一场竞赛

20 世纪是一个各种科学技术突飞猛进的时代,20 世纪的每一个 10

年,在医药卫生方面的新进展都要超过以前几十个世纪的成就总和。在对激素的研究方面同样如此。过去人们花了几十个世纪才对性激素有了最粗浅的认识,但在 20 世纪的几十年间人们可以说在"一夜之间"就发现了几十种激素。除了上述的雌(雄)性激素、促胰液素、胰岛素之外,还有前列腺素、甲状腺素、肾上腺皮质激素、胸腺素等等。甚至在一些非内分泌器官也有激素被陆续发现。下丘脑一直被认为是神经系统的一个组成部分,而在相当长的时间里,人们一直认为:神经系统和内分泌系统是互相平行而且是互相独立的两大调节系统。但在 1928 年德国一位年仅 21 岁的博士生沙雷尔在一个小硬骨鱼的下丘脑中发现有一些神经细胞表现有腺体细胞的特点。他给了它们一个特别的名字"神经内分泌神经元",并提出了"神经分泌"的概念。当时这一概念的提出曾引起了长时间的争论,甚至到 1953 年举行的一次会议上,争论仍在进行,与会者几乎一致反对这个概念。但在下丘脑中一系列激素的发现并提取成功却给了"神经分泌"以最大的支持。

早在 1945 年,英国生理学家 Harris 依据生理实验资料提出了下丘脑调节腺垂体分泌的神经-体液学说:各种神经性传入最终将作用于下丘脑的一些具有神经分泌功能的神经元,这些神经元能将神经性传入转变为神经分泌的输出,由门静脉血液带到腺垂体,以调节相应垂体细胞的分泌。1955 年 Harris 出版了《垂体的神经控制》一书。Harris 的这一学说具有划时代意义,立即引起世人瞩目。于是从 50 年代开始,许多科学家相继投身到这一探索中来,并取得了令人鼓舞的结果,1955—1968 年期间,证明了下丘脑存在 10 种释放或释放抑制激素(或因子)。其中,两位科学家吉尔曼(Roger Guillemin)和沙利(Andrew Schally)的竞赛则最令人瞩目。

吉尔曼于 1924 年生于法国,在法受医学教育,打算从事内分泌学研究,但当时在二战后的法国,科研条件不佳。可巧听了加拿大著名内分泌学家汉斯·塞里埃(Hans Selye)关于人体对应激反应的演讲[塞里埃是应激(stress)学说的创导者],极感兴趣。会后他找到塞里埃,要求给他一个工作。经过面试,塞里埃同意给予他一项奖学金,去加拿大蒙特利尔市麦吉尔(McGill)大学进行科研。在那里,他结识了一个研究生克劳德·福梯尔(Claude Fortier),对他的一生影响极大。福梯尔对脑与垂体的关系很感兴趣。他虽然还仅是一个研究生,却是英国海雷斯关于下丘脑产生激素以控制垂体的学说的热情支持者,他欢迎吉尔曼参加他的一些实验。正是在福梯尔的指导下,吉尔曼开始对下丘脑如何控制垂体活动这个问题发生了兴趣。他在麦吉尔大学获得哲学博士学位后,于 1953 年转移到美国得克萨斯州,在贝勒(Baylor)医学院的生理系找到一份工作,开始了他的独立科学研究,当时他 29 岁。

沙利于 1926 年生于波兰,父亲是波兰的一个少将衔军官,曾与俄国和德国打过仗。他在第二次世界大战中参加反纳粹战争时,把家属先安置在罗马尼亚,以后又通过种种关系,于 1946 年把家属转移到英国爱丁堡。安德鲁·沙利这时才 20 岁。他在伦敦念了 3 年化学,当了技术员,作为著名的蛋白质化学家多纳德·伊利奥特(Donald Elliott)的助手。他在那里勤奋工作,获得了进行科研的一定的训练。沙利于 1952 年离开英国赴加拿大,在麦吉尔大学找到另一个技术员位置并攻读学位。实验主任是年轻的生物化学家墨雷·萨夫兰(Murry Saffran)。这个人对待沙利正如福梯尔对待吉尔曼那样。他对沙利进行热心指导,而沙利也以十分热情的勤奋工作来回报。可巧,萨夫兰也是海雷斯下丘脑激素理论的热情支持者,也熟悉本校塞里埃的应激学说。他利用垂体细胞体外培养方法进行了一项开创性实验。[5]

众所周知,垂体分泌的激素有好几种。如果其中一部分激素是由下丘脑的激素来控制的话,那么理应也存在着几种不同的脑激素。究竟应该从哪一种激素的分离着手呢? 鉴于促肾上腺皮质激素(ACTH)在医学上有较大的意义,其定量方法也比较成熟,于是这两个科学家不约而同地选择了 ACTH 的释放因子(CRF)作为他们揭开脑激素帷幕的突破口。可是,从 1955 年到 1962 年,整整 7 年的时间过去了,他们想象中的 CRF 始终没有从数以十万计的羊脑和猪脑中分离出来。从 1962 年起,沙利和吉尔曼都开始放弃 CRF 的探索,不约而同地选择了促甲状腺素释放因子(TRF)为他们进军的目标。到了第四年,沙利研究组从 100 万只猪下丘脑中分离到了 3 毫克 TRF。化学分析表明,它含有谷氨酸、组氨酸和脯氨酸。沙利请一家药厂的实验室按照不同的排列顺序将这 3 种氨基酸合成了 6 种多肽。对这 6 种多肽的试验结果表明,它们都没有生物活性。于是沙利断定,他们并没有真正分离到 TRF,而占分子量三分之二的部分中所含有的成分才是 TRF 的真正"密码"。沙利主动放弃了这得来不易的战果,转而着手分离另外一种他们想象中的脑激素——生长激素释放因子(GRF)。吉尔曼研究组的形势也并不比沙利好一些。

直到 1968 年下半年,吉尔曼和沙利都没有什么新进展。当时支持这两个研究组的美国国立卫生研究院学术委员会宣布:将于 1969 年 1 月在亚利桑那州图森市召开会议,研究这两个组的进展报告,以便决定是否继续对他们的课题给予支持。

在图森会议已经宣布即将召开的时候,吉尔曼终于从 27 万只羊的丘脑中分离到 1 毫克的 TRF。样品分析的结果表明,它的全部就是三种氨基酸,恰好就是沙利所找到的三种,即谷氨酸、组氨酸和脯氨酸。它使得犹豫不决的学术委员们毫不动摇地继续支持他们。吉尔曼吸取了沙利在 TRF研究上的教训,考虑到 TRF 这个肽链是可能乙酰化的,所以他们把 6 个不同顺序的合成三肽都施以乙酰化。碰巧在这 6 个乙酰化的三肽中遇到一个活性的三肽,吉尔曼以为 TRF 的结构已经搞清,于是写了一篇论文寄给美国的权威刊物《科学》杂志。《科学》杂志编辑部请专家审查了这篇论文,认为吉尔曼并没有真正搞清 TRF 的结构,因而拒绝刊登。

吉尔曼认真地重新检查了自己的工作,结果终于发现 TRF 这个肽链的一端在乙酰化过程中,其谷氨酸盐形成了内环,也就是说在这个位置上实际上是焦谷氨酸盐。另一端也不是脯氨酸,可能是脯酰胺。于是他们做了红外线分光光度测定,在 1969 年 6 月 30 日发表了一个比较可靠的结构:焦谷氨酸盐—组氨酸—脯酰胺,并于同年 10 月 29 日发表了质谱分析的结果。

沙利很快就从吉尔曼的进展上获得了启发,重新组织进攻,决定回过头来研究他从猪脑中分离到的 TRF。为了加强力量,他在图森会议上与得克萨斯大学的结构化学家福尔克斯谈妥,把猪脑 TRF 的结构研究工作移到福尔克斯实验室来。1969 年 8 月 8 日他们发表论文,宣布他们也已经合成了 TRF。同年 9 月 22 日他们发表第二篇论文的时候,已经可以宣布,根据色层分析的结果,从猪下丘脑中分离的 TRF 的结构和吉尔曼从羊脑中分离到的 TRF 结构是一样的。这就是说,两种动物的同一种 TRF,应用 3种分析方法,都被证明是焦谷氨酸盐—组氨酸—脯酰胺。因此,现在人们可以说,脑激素的存在确实是客观的事实,因为不仅有生理学试验的根据,而且直接鉴定出了第一个脑激素的化学结构。

吉尔曼和沙利没有满足已经取得的成就,他们又不约而同地选择黄体生成素释放因子(LRF)为下一个攻击的堡垒。如果说,在 TRF 的分离与鉴定方面曾经起过决定性作用的是吉尔曼,那么在 LRF 方面,应该说是沙利领先了。沙利研究组首先发现了 LRF 的十肽结构。而在 TRF 和 LRF 这两个堡垒相继攻下以后,沙利和吉尔曼又肩并肩地向第三个脑激素进军了。他们选中的第三个目标是 GRF。沙利于 1971 年开始对 GRF 进行重新探索不久就宣布,他已经搞清了 GRF 的结构。可是,正因为他太自信了,把混入的血红蛋白的 β 链的结构看作 GRF,以至于拿到鼎鼎大名的 Merck 化工厂去请求他们合成。早在 1968 年美国生理学家麦克康和他的同事们就已经指出,下丘脑并不分泌 GRF,它之调节垂体释放生长激素是通过一种促生长激素释放抑制因子(GIF)来实现的。吉尔曼和沙利却根本不相信麦克康的论断。他们不去探索 GIF,却埋头于 GRF 的分离。经过了沙利的曲折而长期的摸索而未告成功。吉尔曼研究组里的两位生理学家瓦尔和勃拉休开始相信麦克康的论断,从而促使吉尔曼转向分离和鉴定 GIF 的方向。这个转变帮助吉尔曼的工作取得成功。后来的事实证明,GRF 实际上也是存在的,不过它的分离和鉴定的技术较为复杂。当时吉尔曼研究组在过去分离过 TRF 和 LRF 后剩下来的羊下丘脑材料中找到大量的 GIF。从那个时候起只花了几个月的时间便搞清了它的结构——由 14 个氨基酸组成的 Q 形肽链。他们给 GIF 取了一个新的名字"体缓长素"(Somatostatin,SS),意思是使机体生长停滞的激素。这项工作的完成并报告是在 1973 年,这年吉尔曼 49 岁。沙利在这项研究工作中落后了,他到了 1976 年才搞清猪下丘脑中 GIF 的结构,并且证明它和羊下丘脑 GIF 的结构是一样的。

此后,下丘脑的其他释放激素和释放抑制激素也相继被分离鉴定。1981 年维尔(Vale)、伯格斯(Burguss)等从 50 万头山羊的下丘脑中分离鉴定出了促肾上腺皮质激素释放激素(CRH)。这些辉煌成果揭示了神经系统与内分泌系统的内在联系,使 Harris 学说变成了世人公认的科学理论,推动了临床医学的发展。

五、新的方向

随着激素分离、鉴定方法和放免测定及免疫组化等技术手段的应用进展,停顿了半个多世纪的胃肠激素又重新成为最活跃的、进展最快的研究领域之一。人们不仅对早期发现的胰泌素进行了分离纯化,阐明了化学结构,而且还发现了一些新激素,如胃泌素、胰酶素、胃动素、血管活性肠肽、蛙皮素等。随着研究的深入,人们发现一些原来存在于脑中的激素如脑啡肽、生长抑素、P 物质等，也在胃肠道发现；同时又发现原来存在于胃肠道的一些激素如胰酶素、血管活性肠肽等，也在脑中出现。这些双重分布的肽类被称为脑-肠肽（brain-gutpeptides）。关于脑-肠肽生理功能的研究，已经发现了许多重要的生理现象，引起生理学界的高度重视。例如，肽类活性物质与胺类递质在同一神经元内共存；以肽类作为递质的肽能神经元的发现；肽类有可能作为神经调质（neuromodulator）调控突触传递等。随着对激素研究的深入和广泛，激素的概念不断更新。传统的激素含意已不适用于某些生理现象的解释。新的概念认为，激素是由某些特殊细胞所分泌，是能够传递信息的化学物质；它可以从这一细胞传递到另一细胞，也可以从细胞的一部分传递到同一细胞的另一部分。激素的新定义除了强调激素是一种化学物质外，更强调激素的传递信息作用。无论是通过血液，还是通过组织或细胞间隙液，都可以进行传递。新的激素定义的范围扩大了，它可包括循环激素（circulating hormone），如胰岛素、肾上腺皮质激素等；组织激素（tissue hormone），如前列腺素、激肽等；局部激素（local hormone），如生长抑素、神经递质、神经调质；外（信息）激素（pheromone）等。近 20 年来，随着内分泌学和其他学科的发展与交叉，内分泌学整合的范畴与内涵在不断扩大：自 1980 年 Smith 等发现白细胞的干挠素中有 ACTH 及 γ-内啡肽活性片段以来，目前已发现免疫细胞能产生 20 多种激素，还发现免疫细胞上广泛存在着激素和递质的受体。同时，大量研究表明，神经及内分泌细胞也有各种细胞因子的受体，而且这些细胞也能分泌多种细胞因子。因此，神经、内分泌系统与免疫系统存在着复杂的双向调节作用。这些研究表明，神经、内分泌与免疫系统之间存在着重要的联系，从而提出了神经—内分泌—免疫网络的新概念。随着研究的深入，神经内分泌整合的范畴和内涵将会不断扩充和发展。

　　20 世纪 70 年代，下丘脑激素的发现曾引起了一时的轰动，到了 80 年代，又一个激素的发现同样又引起了全世界广泛的关注和强烈的研究兴趣，这就是心钠素。自从 17 世纪哈维提出血液循环学说以来，心脏被认为是一个血液循环的动力器官，起着一个单纯的"血泵"作用。关于心脏与血总量和肾功能的关系，早在 3 000 多年前就有所认识。文明古国如埃及、希腊等到处可见用"水浸"来治疗水肿。就是在小浴池或水桶中盛上温水，人在其中半卧，水浸至颈部，只将头露在外面，浸泡几个小时，以达到消肿的目的。但关于这一疗法的机理人们一直没有弄清。近代以来，有学者研究认为水浸可以使回心血量增加,心房扩大,从而引起血管舒张、血压下降以及尿量增多,这样可以维持细胞内外液相对恒定,从而达到消肿目的。但由扩张心房导致肾功能改变,其中是什么在起作用还一直困扰着科学家们。1956 年凯什发现了心房细胞中有一些特殊的颗粒,到了 1981 年迪博德的实验证明心房的提取液有利尿作用,从而心脏与肾功能之间的联系被发现了。这一发现打破了传统的观念,成了一个新的里程碑。

目前,科学家们又在研究一些有趣的现象。民间传说,人们的男女社交对月经周期有一定影响。女性生活在一起,如母亲、女儿及姐妹们,有可能使月经周期一致。有人做过一项调查,135 名住宿生,随着学年的延续,同室的室友及交往密切的好友,她们的月经周期逐渐变得同步,更为有趣的是,一位自愿充当被试者的妇女,她用棉花垫放在自己腋窝下收集分泌液,并用酒精提取。在 8 名妇女身上做观察,另 8 名做对照。将提取液涂于被试者上唇,对照组则涂以酒精,观察 4 个月后发现,8 名受试者月经周期变得同步,而对照组则无变化。这提示,人类也许有一种外激素存在,通过嗅觉可以影响人的生理状况。但这种外激素存在与否、究竟是什么,还有不少争论。我们期待有一天能够解开这个谜底。

总之,对激素的发现,使人类更深刻、更全面地认识了人类自身的秘密,一些曾被认为是人类特有的行为,现在看来也不过是激素的作用,这对于人们的震动不亚于哥白尼的“日心说”。同时,它也在人类征服疾病、改善体质、增进健康的长期斗争中提供了新的帮助,为临床实践提供了更多的诊疗手段。对激素研究近年来有了一系列令人瞩目的进展,各种新发现不断涌现,新的概念不断冲破旧的理论框架束缚,也给医学生命科学展现出了一幅动人的画面。可以毫不夸张地说,激素的发现是现代医学的一大丰碑。

注释:

[1] [英]戈斯登. 欺骗时间:科学、性与衰老. 刘学礼,等译. 上海:上海科技教育出版社,1999:132-133

[2] 韩欣主编. 探索·发现 拯救生命的医学发现. 包头:内蒙古人民出版社,2006:72

[3] 应礼文编. 化学发现和发明. 北京:科学普及出版社,1985:122

[4] 黄勇主编. 人类生命科技发明发现. 北京:中国环境科学出版社,2006:31-32

[5] 王志均. 生命科学今昔谈. 北京:人民卫生出版社,1998:39-40

疾病在哪里

——医学技术与诊断

　　一方面,病人在诊室中向医生抱怨着身体的不适;另一方面,科学家们在实验室里发现了无数的异常变化。可是如何将这外在的不适与内在的异常之间联系起来?肉眼凡胎的医生们百思不得其解,恨不能进入病患的身体一探究竟。苦思后的偶然联想,让两位医生相继发明了至今广泛使用的叩诊与听诊。更有物理学上最新发明的应用,让临床的大夫们一步步实现了多年的宿愿——将内部看不见的变化转换为外部可测的指标。这就是医学的诊断技术——一个历史悠久而又方兴未艾的领域。

一、酒桶里的发现

当我们去医院就诊时，常看到临床经验丰富的医生将一只手放在病人的腹部或背部，然后用另一只手叩击手背，并留心倾听叩击的声音，以判断病人是否有问题。这种利用叩击检查身体的方法，在医学上被称为叩诊法。这种既简单又有效的检查方法，是奥地利医生奥恩布鲁格发明的。

奥恩布鲁格（L. Auenbrugger, 1722—1809）出生于奥地利格拉兹（Graz），其父是酒店老板。奥恩布鲁格青年时期曾进维也纳医学院习医，1752 年毕业，时年 30 岁。毕业后，他在维也纳的一家西班牙医院当起了医生，6 年后升任主任医师。工作满 4 年后，他选择了辞职，在维也纳开业行医。在医疗工作中，奥恩布鲁格曾对一些死亡的病例做过病理解剖，发现有些死于胸部器官疾病者的胸腔里有多量渗液或脓液。可是，在他们病死之前，医生却未能发现，患者因而失去了治疗的机会。这让奥恩布鲁格深感遗憾。他想，对于罹患胸部器官疾病者，在他们就诊的过程中，若医生能及时测知其胸部状况，无疑有利于改善治疗效果。那么，怎么才能让医生了解到患者的胸部状况呢？奥恩布鲁格苦苦地思索着。

后来，奥恩布鲁格想起了父亲在酒店中敲酒桶测知桶内酒量的做法。当时，他的父亲在酒店里备有一部分桶装酒供旅客不时购饮。有时为了推测酒桶内还有多少酒，他不需揭开桶盖查看，只要用手敲拍酒桶，根据敲桶时发出的不同音响，便能知道桶内大概还有多少酒。奥恩布鲁格由此联想到，这个办法也可用于检测人体胸腔里的积液。

因此，奥恩布鲁格决定以后为患者检查身体时，采用并拢食指至末指四个手指直接敲拍胸部的叩诊法。在他所接触的一些病人中，他把对他们生前的叩诊发现情况和他们病死之后的病理解剖实况相对照，经 7 年的临床实践检查，总结出了胸部不同疾病所呈现的体征的叩诊特点，并用拉丁文撰写了《用叩诊人体胸廓以查出隐于胸内的疾病的新发现》一书，于 1761 年在维也纳出版。[1] 在书中他总结了正常胸部的叩诊疾患（如肺气肿、胸腔积液、心包积液、主动脉瘤等）的叩诊音之间的不同，并且详细介绍了自己发明的新的诊断方法——"叩诊法"。具体方法就是用四指末端轻轻叩击胸壁，仔细辨别声音的高低、轻重变化，以判断疾病的有无。

奥恩布鲁格的《新发现》出版后，起初并未引起医学界人士的重视，连他的老师对他的叩诊法也未置可否，一位与他交往甚笃的老同学对他的新发明同样不感兴趣。但是,他曾工作过的医院临床医学部主任在试用叩诊法后,称赞这是一种有价值的新方法。此后,奥恩布鲁格的叩诊法逐渐引起了越来越多医生的兴趣。有位法国医生高度评价叩诊法,称之为"照亮胸部疾病的火炬"。[2]

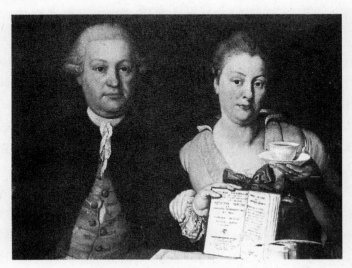

奥恩布鲁格与妻子的肖像

18世纪末,法国名医、拿破仑一世的御医高尔维沙(J. N. Corvisart,1755—1821),研究并应用奥恩布鲁格的叩诊法之后,对这一方法十分赞赏。1808年,他把奥恩布鲁格的拉丁文版的《新发现》译成法文出版,并且热情地推荐给同行。之后,奥恩布鲁格的名字及其叩诊法被传播到许多国家的医学界。1838年维也纳医生斯科达又在奥恩布鲁格的四指叩诊法的基础上创造了用自己左手中指的背部作为叩诊板,用右手中指进行叩诊的方法。这种方法一直使用至今,已成为每个医生的基本功。

叩诊法与其后发明的听诊法几乎同时用于临床。叩诊法的发明与医生头脑中机械论的思想是分不开的。奥恩布鲁格发明的叩诊法与莫干尼找病灶,在思想方法上是一致的,他们突破了四体液学说,开始从人体器官寻找疾病的根源,这是西医学发展史上重要的一个方面。

二、医生之笛

早在古希腊时期,希波克拉底就提出应用直接听诊法检查病人,即医生将自己的耳朵直接贴于病人的胸腔探听胸腔内各脏器的活动情况。这种方法尽管有诸多缺点,比如:当遇到不太讲究卫生的病人时,医生非常不情愿检查病人;当遇到女性尤其是年轻女病人时,这样的检查对医患双方来讲都是十分尴尬的事;用在肥胖病人身上效果不是很明显。但由于条件所限,两千多年来它一直被作为一种有效的检查手段沿用,直到 1816 年法国医生雷奈克发明了听诊器,这种直接听诊法才逐渐被间接听诊法所代替。

何内·希欧斐列·海辛特·雷奈克(René Théophile Hyacinthe Laennec),1781 年 2 月 17 日出生于法国布列塔尼的坎佩尔市。他的父亲是一名律师,由于不善于照顾孩子,在妻子死于结核病后,小雷奈克就被送往叔叔那里抚养。雷奈克的叔叔是法国南特大学医疗系主任,在他的指导下,雷奈克从 14 岁开始进入南特大学附设医院学习。18 岁时,雷奈克服务于南特军队医院,接受了放血疗法、伤口包扎等诊疗技术的训练。1800 年,19岁的雷奈克为了汲取更多的外科相关知识,只身踏上了去巴黎求学的路。在巴黎学习解剖学期间,他遇到了许多在当时来说特别有名的学者,其中之一便是后来成为拿破仑一世御医的吉恩·尼古拉斯·高尔维沙(Jean Nicolas Corvisart),他对雷奈克的影响颇深,而雷奈克也由于聪明好学,在学术研究上做出了突出成绩。

1816 年 9 月一个凉爽的早晨,雷奈克在卢浮宫庭院中散步时,无意中看到两个小孩在用一根实心木头玩游戏,其中一个小孩俯在木头的一端能听到另一个小孩在木头另一端用别针划痕的声音,这一情景深深刻在他的脑海中。接下来的日子里,在一次为一位年轻的心脏病女病人做检查时,他碰到了难题:由于年龄的原因,不太好用直接听诊法,而且女病人比较胖,直接听诊法用在她身上显然会不太奏效,怎么办呢? 用什么方法才能探听到病人的心脏情况呢? 苦思冥想中,他想到了小孩玩木头的情景,受他们的启发,雷奈克随手拿起一刀纸(24 张)卷成圆柱状,将柱的一端放在病人的心脏区域,另一端放在他的耳朵上。令人激动的事情发生了:他听到了如此清晰、如此高亢的心脏跳动的声音,这是以前从未有过的。兴奋之余,他敏锐地觉察到这是一个值得切入的研究点,于是便开始尝试研制新的间接听诊的工具。最初,他试图将三刀纸卷成实心圆柱体,并用浆糊将它们紧紧粘在一起,可是,在制作过程中雷奈克又发现无论如何圆柱中间总会形成一个洞,没有办法,他只好拿这个工具在病人身上做试验。意外发生了,他发现有洞的圆筒比实心的圆柱更能真切地听到心音。以此为基础,他又不断尝试了其他不同质地的材料,经过比较,最终选择木头做成一个长 1 英尺(1 英尺=0.304 8 m)、直径为 1.5 英寸(1 英寸=2.54 cm)的空心圆柱,并利用语言优势,将希腊语 stethos(胸膛)与 skopein(探知)结合构成复合词,为这一工具取名为"stethoscope"(听诊器)。

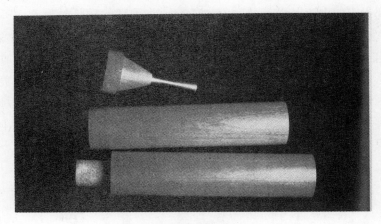

雷奈克发明的听诊器

利用这一先进工具,雷奈克对胸部的听诊进行了精细深入的研究。特别是对呼吸器官的正常及病理状态下的各种声音,他都能够正确地分辨和解释。他把临床现象、病人症状与尸体解剖进行对照。1819 年,他发表了《论听诊法》一书,此书不仅是病理学和临床医学紧密结合的成果,也是一部有关肺与心脏疾病的物理诊断学专著。[3] 1826 年雷奈克又对此书进行了修订充实和改写,并刊出了第二版,书名改为《心脏与肺疾患的听诊法》,描述了肺结核、肺气肿、肺水肿等肺部疾患的病理和临床症状。这一系列的新发现奠定了现代胸部疾病的病理学和物理诊断学基础。"尿杯"曾经是欧洲中世纪医生的象征,到了近代,听诊器取而代之,成为医生形影不离的工具。1821 年该专著被翻译成英文后,听诊器逐渐被欧美地区的人们所接受,并曾掀起一股改进听诊器之风。其中有重要影响的几种设计如下:

雷奈克设计的早期听诊器是一个长约 23 厘米的简单木制圆筒,能旋下收入袋中,是单声道的。[4] 1828 年,法国医生皮尔·艾德尔芙·皮埃瑞(Pierre Adolphe Piorry)对雷奈克的听诊器做了修改,修改后听诊器的主干仍然由木头制成,只是长度减少为原来的一半,增加了分离式的象牙做的靠近耳朵的耳听和放在胸部的听诊头(同时也作为叩诊板)。1843 年,雷奈克最优秀的学生之一查尔斯·詹姆斯·布拉修斯·威廉斯(Charles James

Blasius Williams)研制出带有导管的双耳听诊器,但是由于没有合适的耳听,所以没有得到很好的应用。1851 年,亚瑟·勒得(Arthur Leared)医生在一次展览会上展示了改进的威廉斯式的听诊器,可惜一对扁平的耳听和需要三只手才能进行听诊的设计导致人们只能对它冷眼旁观。同年,美国辛辛那提市的内森·玛什(Nathan Marsh)将柔韧的横膈膜附着于听诊头上首次在市场上销售,但是由于不方便的耳听,人们对它还是不太感兴趣。1855 年,纽约的乔治·凯曼(GeorgeCammann)在双耳听诊器上增加了两条可弯曲的导管,研制成第一个可在临床使用的听诊器。1894 年,美国马塞诸塞州的比恩奇(Bianchi)将震动膜应用到听诊器上,制成扩音听诊器。1925 年,波士顿的霍华德·斯普雷格(Howard Sprague)与鲍尔斯(Bowles)将震动膜与钟形听诊头结合,研制成现在普遍使用的听诊器。

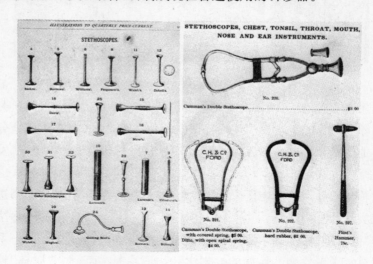

听诊器的演变

由于雷奈克对诊断学所作出的贡献,临床医学进入到近代医学的世纪。

三、穿透人体的射线

多少年来医生们多么希望能不开刀就可以看到人体内部脏器的结构和病变,这是一个伟大的梦想和理想。1895 年 11 月 8 日晚,伟大的德国物理学家威廉·康拉德·伦琴(W. K. Rontgen,1845—1923)实现了这一伟大的理想。

伦琴早年曾研究过电磁学和光学问题,他发现了运动电荷的磁场,被洛仑兹称为"伦琴电流",这为电子论的创立提供了重要依据;他在晶体物理学上也深有造诣,这些研究对他以后能作出杰出的贡献很有作用。伦琴从1885年起在维尔茨堡大学工作,1894年任该校校长。1895年伦琴研究起阴极射线管中气体的放电过程,在这以前许多人在这方面进行过实验和理论研究,其中有英国的化学家、物理学家克鲁克斯以及德国物理学家勒纳德。勒纳德曾经研究过真空放电管发射出的阴极射线,发现有很强的穿透能力,他认为这是一种电磁波;克鲁克斯也研究了,认为是一种粒子流。[5]伦琴认为,还有不少问题亟待解决。他重复了勒纳德等人的实验。

11月8日的晚上,当时伦琴在实验室里进行阴极射线实验,他用硬纸板和锡箔把放电管包起来,观察阴极射线的情况,这样做的目的是排除放电管与外界的相互影响。一个偶然事件吸引了他的注意,当时,房间一片漆黑,放电管用黑纸包严,他突然发现在大约1米远的小桌上有一块亚铂氰化钡做成的荧光屏发出闪光,这现象使他非常惊奇,他顾不上回家吃晚饭,全神贯注地重复刚才的实验,他把屏一步步移远,发现即使在2米以外,仍可以在屏上产生荧光。这新奇现象使伦琴确信无法用以往阴极射线的性质来解释,因为已证明阴极射线只能在空气中行进几厘米,因此不可能使几米外的荧光屏产生闪光。

伦琴用了6个星期的时间,深入地研究了这一现象。他用不同的物品,包括书本、木板、铅片等,放在放电管与荧光屏之间,发现各种物品的效果很不一样,有的挡不住,有的能起阻挡作用。经过反复实验,他确信发现了一种尚未为人所知的新射线,因而取名为X射线。伦琴发现1.5 mm厚的铅片几乎可完全把X射线挡住。当伦琴进一步检验铅片的吸收能力时,又意外地发现了他自己拿铅片的手的轮廓,这使他后来想到了一个有意义的实验。1895年12月22日,伦琴夫人到实验室来,伦琴请她把手放在用黑纸包严的照相底片上,然后用X射线对准照射15分钟,显影后,呈现出伦琴夫人的手骨像,手指上的结婚戒指也非常清晰。这成了一张有历史意义的照片,它表明从此以后,人类可以借助于X射线,隔着皮肉能透视骨骼。因此,这张照片一发表立即成为最轰动的新闻,引起了世界各地人们的普遍重视。

伦琴于1895年12月28日向维尔茨堡物理学医学学会递交了他的论文《一种新的射线初步报告》,他在论文里写道[6]:

"如果一个相当大的鲁姆科夫感应线圈的放电可以穿过希托夫真空管……如果再用黑纸板把真空管严密地罩住,那么,在一间黑暗的房子里人们可以看到,放在真空管附近的一个涂有铂氰化钡的纸屏将会闪耀着亮光,或者说每当感应线圈放电时纸屏就发出荧光,这种现象与涂层面向或背向真空管无关。当纸屏离开真空管 2 米时,这种荧光仍然可以看见。很容易证明,这种荧光是放电管引起,而不会是电路其他部位引起的。"

在这篇论文中,伦琴还首次提到 X 射线照片。他写道:

"我有手指骨头阴影的照片,……有放在小盒子里一套砝码的照片和指针用金属完全包着的指南针的照片……"

在这篇论文里,伦琴不仅正式宣布了新射线的发现,而且描述了它的一些基本特征,如它有电离气体的本领,不受电场和磁场的影响,等等。他还把这种新射线取名为 X 射线。

1896 年 1 月 5 日维也纳《新闻报》报道了伦琴发现 X 射线的消息,引起世界轰动。1 月 23 日伦琴在维尔茨堡大学物理研究所作了关于 X 射线的第一次报告。报告后,他用 X 射线拍摄了著名解剖学教授克利克尔一只手的照片,克利克尔带头向伦琴欢呼三次,当即建议把这种射线命名为伦琴射线。

伦琴的这一伟大发现震惊了世界,揭开了现代放射学发展的序幕,它标志着医学领域发展的新纪元,它使医生们第一次能透过皮肤看到体内的骨骼和深部脏器,它是物理学给予医学的最贵重的礼物,它使许多疾病的诊断和治疗产生了革命性的变化。X 线在医学上的应用建立了活体解剖学和生理学的新概念,促进了基础医学和临床医学的发展。

X 线发现后很快即被应用到临床进行骨折的诊断。1896 年,伦敦,第一次在透视下,从患者手中取出钢针异物。初期的检查只是观察自然对比影像,1920 年发明了可用于人体的造影剂,才进入人工对比的 X 线检查阶段。以后相继出现了各种造影技术,大大扩展了 X 线检查的应用范围。

初期的 X 线机设备简单,功率低图像不清晰。1913 年发明了 Bucky 并开始用钨丝 X 线管.1914 后以硝酸纤维胶片代替了玻璃底片。1915 年制成了旋转阳极 X 线管,提高了功率,缩短了曝光时间,提高了影像质量。

1923 年制成了双焦点球管。1935 年发明 T 直线体层摄片（Grossmann）。1952 年发明了影像增强电视系统,这是传统 X 线诊断的一次大飞跃,它使医生能不在暗房内即可透视,提高了影像亮度和清晰度。1960 年开始介入放射学的工作使 X 线诊断与治疗结合起来。

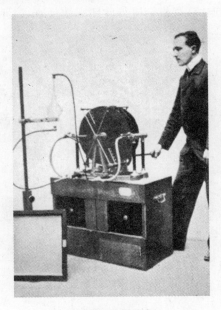

早期的 X 射线机

有关 X 线的知识传入我国较早。19 世纪末,美国传教士赫士(时在山东登州美国北长老会所办学校任教)在他编译的中文本讲义《光学揭要》第 2 版中已编入关于 X 线的知识,当时的译名为"然根光"。[7] 在注释中,赫士写道:"虽名为光,亦关乎电,终难知其属何类,以其与光略近,故权名为之光。"1899 年(清光绪 25 年),美国科学家莫尔登等编著一本有关 X 线的专著,当年即被译成中文出版,书名《通物电光》。书中有一段文字:"爱克司"即华文代表式中所用之"天"字也,今用"天光"二字,文义太晦,故译时改名通物电光,专门叙述"通物电光"的命名由来。当时虽然对 X 线的性质还不了解,但"通物电光"这一名词已能形象地反映出 X 线的穿透特性。莫尔登在该书中还写道:"格致家尚未查得通物电光由何处发起。如有人能查得此光之性情与根源,而有一定之根据,则可为大有名望之格致家。"

X 线设备的引进最早在 1911 年由英籍医生康特(H. B. Kent)捐赠给河北省中华医院(现开滦医院)一架小型 X 线机,其 X 线管为冷阴极式三极管,高压裸露。此为在我国第一台临床应用的 X 线机。[8]1917 年,浙江省吴莲艇先生建议浙江省慈溪保黎医院董事会购买 X 线机,经过一年多的劝募集资,以 4 369 枚银元向美国慎昌洋行购买 X 线机一台,1919 年在保黎医院正式启用。[9]国人最早接受 X 线检查者为近代史上权倾一时的李鸿章。当时他在德国柏林逗留,有机会进行此新方法检查,时距 X 线发现仅半年。

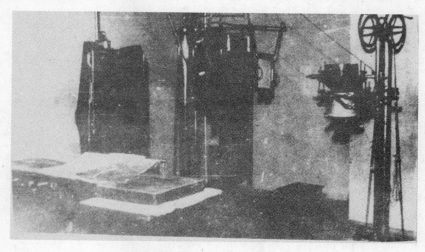

中国 1917 年安装的全套 X 线机

四、不约而同的发明

自从 X 射线发现后,医学上就开始用它来探测人体疾病。但是,由于人体内有些器官对 X 线的吸收差别极小,因此 X 射线对那些前后重叠的组织的病变就难以发现。于是,美国与英国的科学家开始了寻找一种新的东西来弥补用 X 线技术检查人体病变的不足,这就是后来的 CT。CT 是一种功能齐全的病情探测仪器,它是电子计算机 X 线断层扫描技术的简称。CT 的工作程序是这样的:它根据人体不同组织对 X 线的吸收与透过率的不同,应用灵敏度极高的仪器对人体进行测量,然后将测量所获取的数据输入电子计算机,电子计算机对数据进行处理后,就可摄下人体被检查部位的断面或立体的图像,发现体内任何部位的细小病变。

这一医用诊断仪器的发明要归功于两位科学家,一位是美国物理学家科马克(Allan MacLeod Cormack,1924—1998),一位是英国电子工程师亨斯菲尔德(Godfrey Newbold Hounsfield, 1919—2004)。

科马克 1924 年生于南非联邦约翰内斯堡。进入中学后,最喜欢的科目是天文学，了解到天文学家不易就业后，就到开普敦大学学习电力工程。然而，工程没有引起他的兴趣，两年后改学物理。科马克在开普敦大学获学士学位（1944年）和硕士学位（1945年）后，去剑桥的圣约翰学院做研究生，在卡文迪什实验室作研究工作。1950年科马克回开普敦大学任物理学讲师并结了婚。1956年科马克成为格鲁脱·肖尔（Groote Schuur）医院的兼职医学物理学家，在这段时间，他对后来使他获得诺贝尔奖的工作发生了兴趣。

　　1955年科马克在开普敦大学任教时，受格鲁脱·肖尔医院聘请，监督并参加使用同位素的工作。他后来回忆说："我在工作过程中监视放射治疗的方法。一位姑娘要把等剂量图迭加起来，并作出剂量等高线，然后让医生检查，并调整这些图线。这一工作要反复进行，直到找出一个满意的剂量分布为止。等剂量图只适用于均匀物质，而人体是不均匀的，这种不均匀性会使结果产生失真……我想，为了改进治疗方法，必须知道人体组织的衰减系数的分布，而且必须在体外测出这种分布。"科马克对于不能精确地确定肿瘤的位置，因而射线照射的剂量也不准确感到非常不快。这使他想到怎样用X射线透射信息精确确定人体内部结构的数学问题。[10]他查找了有关文献，没有发现有人做过这方面的研究，就从头开始考虑这一问题。他在研究中得出了一些有关的计算公式并做了实验验证。但科马克将结果发表后，实际上并没有引起什么反响，可能与当时的计算机普及程度低和计算机运算速度低有关，但毕竟为后来的CT技术的发展和应用开辟了道路。

　　亨斯菲尔德于1919年出生于英国的诺丁汉郡，中学毕业后，对飞机着迷的亨斯菲尔德正赶上二战爆发，于是他成了英国皇家空军一名预备人员，随之学习了无线电机械课程，并成为雷达技术指导老师。工作之余，他学习无线通信技术课程，建了一台大屏幕的示波器，将它用在雷达技术的教学之中。他的工作受到了一名空军将领的注意，二战结束后，这名将军帮助他获得了一笔资金，他得以在伦敦的farady电气工程学院进一步深造并获得毕业证书。1951年，他进入EMI公司后，初期主要从事雷达和制导武器工作，后来负责一个小型设计实验室，并开始对计算机产生兴趣。亨斯菲尔德参加了早期计算机系统中使用的磁鼓和磁带卡座的设计工作。1967年，亨斯菲尔德在并不知道科马克研究成果的情况下，也开始了研制一种新技术的工作。他首先研究了模式的识别，然后制作了一台能加强X

射线放射源的简单的扫描装置,即后来的 CT,用于对人的头部进行实验性扫描测量。后来,他又用这种装置去测量全身,获得了同样的效果。

1971 年 9 月,亨斯菲尔德又与一位神经放射学家合作,在伦敦郊外一家医院安装了他设计制造的这种装置,开始了头部检查。10 月 4 日,医院用它检查了第一个病人。患者在完全清醒的情况下朝天仰卧,X 线管装在患者的上方,绕检查部位转动,同时在患者下方装一计数器,使人体各部位对 X 线吸收的多少反映在计数器上,再经过电子计算机的处理,使人体各部位的图像从荧屏上显示出来。这次试验非常成功。

1972 年 4 月,亨斯菲尔德在英国放射学年会上首次公布了这一结果,正式宣告了 CT 的诞生。这一消息引起科技界的极大震动,CT 的研制成功被誉为自伦琴发现 X 射线以后,放射诊断学上最重要的成就。

因发明计算机断层 X 射线成像(CT),亨斯菲尔德和科马克共同获取 1979 年诺贝尔生理学和医学奖。而今,CT 已广泛运用于医疗诊断上。

CT 成像的核心是以数学模型为表征的图像重建方法,作为图像重建的数学方法是具有普遍意义的。X-CT 技术在其走向成熟的过程中,已发展出多种图像重建的数学方法,常用的如联立方程组法、反投影法、傅里叶变换法、卷积法、迭代法等,这些方法原则上适用于各类 CT。从投影重建图像需经过大量运算,必须借助于计算机才能实现,计算机是 CT 系统的中枢。X-CT 开发应用后,计算机图像处理技术得到了普遍应用。由于有了坚实的数学理论与方法的依托,又有现代微电子和计算机等高技术条件,所以,X-CT 诞生后,使各种不同物理原理的医学成像技术都可能建立在计算机重建图像的基础上,使各种成像技术之间建立起统一的联系,促成了包括 XiCT、NMR-CT、R-CT、U-Cr 等的医学影像技术群体的形成。NMR-CT 也称核磁共振成像,它是利用磁场和射频场获取人体组织的图像,是 20 世纪 80 年代初发展起来的一门崭新的成像技术。

五、医生的好助手

1. 窥视内部的镜子

今天许多种类的内窥镜已应用于临床诊断。由于优良的光源和光导系统,使得精确的观察成为现实,手术可以在电视屏幕下操作,并获得优质的屏幕影像和内窥镜手术成像资料。

世界上第一个内窥镜是 1853 年法国医生德索米奥创制的。最早的内窥镜被应用于直肠检查。医生在病人的肛门内插入一根硬管,借助于蜡烛的光亮,可以用肉眼直接观察直肠的病变。这种方法所能获得的诊断资料有限,病人不但很痛苦,而且由于器械很硬,造成穿孔的危险很大。尽管有这些缺点,内窥镜检查仍一直在继续应用与发展,并逐渐设计出不同用途与不同类型的器械。爱迪生发明灯泡后,内窥镜有了很大发展。但由于培养一个内窥镜医师需要许多年时间在实验室用很讲究的方法训练抱头技术。通过开放的管口很难看清病变和组织结构,而且没有示教镜。由一个小灯泡发光产生的光亮度很暗以致看不清楚,如果加强亮度,灯泡立刻断丝熄灭。

Storz-Hopkins 内窥镜的使用则改变了这种情况。1911 年 Storz 在德国的 Tuttlingen 出生,他的父亲建立了 Gebruder Storz 工厂。经过家族工厂的三年产品制作训练,随后他到德国的 Leipzig 工作。1945 年二战以后,他返回家乡,父子俩组建了 Karl Storz 公司。在那个年代,德国只有三家制作耳鼻喉科器械的工厂,Storz 很快生产了小的耳镜、鼻镜和喉镜的器械,然而市场打不开,因为在 1949 年政治改革以前,没有人愿意和德国人做交易。

不久他的主要兴趣转到光学系统上,观察眼震的 French 镜是当时的一个开拓。法国巴黎的肺科医师 Lemoine 已经使用当地 Chantill 和 Drapier 生产的硬管支气管镜,获得了良好的视野。Forrestier 改进了光照设计,采用自动聚焦的灯泡和 2mm 厚的石英棒导光。Storz 认识到有两种方式必须加以改进,以提供更好的内窥镜和图片资料:一是改善光学系统,提高显像程度;二是通过特殊的光导设备,提高照明程度。

过去许多年间,人们已经进行了大量的研究工作。1806 年,Bozzinip(1773—1809)描述了照进肠腔的光学产品。巴黎的外科医师 Desormeaux AJ.(1815—1894)发明了 word 内窥镜。Nltze MFC(1848—1906)和 Leiter J(1830—1892)改进了膀胱镜。Marsh 发表了关于支气管镜的优秀的文章。主要的技术难点是生产合适的光照而不影响视觉。阳光、蜡烛光、燃油和煤气灯都曾成功地使用过。巴黎的 Trouve G(1873)首次使用了发光的铂金线作为体内的光源。Edison T(1847—1931)于 1880 年将小灯泡引入彻底改进的内窥镜。不需要冷却系统的迷你灯泡被安置在内窥镜的末端。然而这些灯泡太娇嫩,寿命短,一次检查过程中常常需要更换 2~3 次。

1959 年英国 Reading 大学教授 Hopkins HH 博士发明了一种影响深远的棒状光学系统,获得了大不列颠专利,但是没有人对此感兴趣。1965年,Hopkins 在德国的 Photokina 举行的摄影展览会上展示了他的发明。Storz 立刻认识到新透镜系统的前景,仅仅几天后签订了合同,使得 Storz-Hopkins 内窥镜的生产得以实现。

同时,在 1960 年,Storz 参加了荷兰的一个大会,被美国胃肠科医师展示的具有柔韧性的玻璃纤维胃镜原型所震惊。展示的是一个 2cm 宽、4m长的纤维光学系统,在末端有一个简单的灯泡照明,从这系统的一端可以看到末端的火柴盒。因此,玻璃纤维就用于引导视觉信息,然而 Storz 认识到这个系统被用作导光的目的,于是他申请了光导纤维系统与棒状透镜光学系统结合这一构想的专利。[11]

棒状光学系统是在光轴内用玻璃棒替代小的透镜,改善了变形、反差、亮度,提供了宽视角和更小的直径。该系统还采用了明亮的光源,通过玻璃光导纤维沿光轴独立地传入窥镜末端,与视觉系统分离。

第一个这样的内窥镜原型在全欧洲的许多会议上展示过。外科医师和厂家之间的不断合作,进一步改进了这种诊断和手术设备,并且在相当大程度上影响了新的手术解剖技术和领导微创手术潮流。内窥镜的发明影响了许多专业,如胃肠科、泌尿科、神经外科、妇产科。

2. 记录心脏活动的仪器

心电图(electrocardiogram,ECG)是利用心电图机从体表记录心脏每一心动周期所产生电活动变化的曲线图形,反映着心脏的电活动。它的发明与发展和许多科学家不懈的努力紧密联系在一起。

1745—1746 年间,荷兰的 Musschenbroek 和波美拉尼亚的 Ewald Georg Von Kleist 制成了一种可以贮电和放电的莱顿瓶(Leyden jar),并进行了有关电的人体实验。Musschenbroek 亲自将自己的双手用导线连接到莱顿瓶上,当放电的一瞬间,他感到了一种难以形容的恐怖感,这是人类对电进行试验性亲身感受的最早尝试之一。18 世纪下半叶,人们开始研究电对生物组织的作用。1791 年,意大利的解剖学家 Luigi Galvani 在解剖青蛙的实验中,发现切下来的蛙腿若碰到电器发出的火花就猛然抽动;而当电器开动时,即使不直接接触电火花,只用金属解剖刀触一下也是如此。于是得出结论:动物体内有肌肉电流。尽管这种说法后来被证明是错误的,它还是为人类进一步研究生物神经冲动的传导奠定了基础。

19 世纪上半叶,电生理学研究又有了进一步的发展。1832 年以来,意大利生理学家 Carlo Matteucci 进行了一系列有关蛙肌肉收缩方面的实验,发现一切正在收缩的肌肉都可以产生电流,并对 Galvani 的蛙标本作了修改,制成"检电蛙",将其连接在被检验的肌肉上,如能引起前者收缩,证明有电流传导。德国的 Emil Du Bois-Reymond 等生理学家进一步证实了上述发现,并提出了"动作电位"的概念。1856 年,德国沃尔兹堡的两位学者 Von Kolliker 和 Muller 使用"检电蛙"研究了心脏的动作电位,但是检电蛙标本只能记录到心脏电活动的出现和缺失,要对这种生物电活动的各种变化进行长时间的连续记录,则需要设计新的仪器。1873 年,法国物理学家 Lippmann 发明了毛细管静电计后,法国生理学家 Marey 很快认识到,其灵敏度和反应速度非常适合于记录迅速变化着的生物电活动,于是设计了和这种仪器相匹配的光学记录系统,并于 1876 年对动物的心电活动作了记录。而将毛细管静电计用于对人的心电研究是由英国生理学家 Desire Waller 进行的。1887 年,Waller 在伦敦圣玛丽医院以自己为实验对象,将右手和左脚放入一对装有盐溶液的水盆里,同时连通溶液与静电计,他看到仪器上的水银柱伴随着心脏跳动而发生搏动,记录下第一幅人类的心电图。但是 Waller 应用的毛细管静电计相对粗糙,记录的图形只有心室波(称为 V_1 波、V_2 波),且波形太小、不稳定、不易辨认,心房波则记录不到。1895 年,荷兰生理学家爱因托汶(Willem Einthoven)在重复 Waller 的实验过程中,试着应用一种数学矫正方法获得了更为清晰的图形,并将其记录的心电波形分别标记为 P、Q、R、S、T 波(1904 年,又在 T 波后记录到另一波——U 波)。但由于每次的记录均须进行数学矫正,使用起来非常麻烦,所以临床仍然得不到广泛的应用。[12]

1901 年,爱因托汶发现减小弦线的重量可以增加电流计的灵敏度,于是采用了外表镀银的直径只有 3 微米的石英丝为弦线,发明了弦线型电流计。纤细的镀银石英弦线悬浮在两侧的磁铁之间,当有电流通过时,弦线便会来回摆动,用光源显微放大镜将摆动的过程投射到以 25 mm/s 的速度运行的记录胶片上形成的心电振幅波形即心电图。最初设计制造的弦线式电流计重达 600 磅,装满座落在离莱顿大学附属医院一英里远的研究室中的一整间屋,为医院病人测量心电图时,需用很长的信号线将仪器与远方的病人连接起来才能进行。

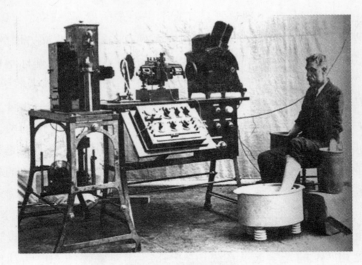

爱因托汶发明的心电机

爱因托汶认为,人体几乎是一个圆柱形的容积导体;右肩、左肩及左下肢是这个圆柱体中距离互相均等的 3 个点;心脏与上述 3 个点在同一平面上;心脏的激动过程是位于体腔中心的一对电偶。1903 年,他将位于患者右臂、左臂和左腿的电极两两联接后再连接到弦线式电流计上,结果记录出图形稳定、振幅较高的 Ⅰ、Ⅱ、Ⅲ 标准导联心电图。1934 年,美国教授 Frank Wilson 等人提出了疑问,认为这些导联的心电图只反映了心脏额面电活动的特点,并未反映出水平面的电活动情况,于是提出了单极肢体导联(VR、VL、VF)。1938 年,英国心脏病协会与美国心脏学会联席会议上,胸前导联($V_1 \sim V_6$)被提了出来。1942 年,Emanuel Goldberger 在 Wilson 的研究基础上增加了单击肢体导联的电压,形成单极加压肢体导联(aVR、aVL、aVF)。1960 年,第一个专用心电图波形自动识别系统建立起来,从此心电图仪进入到数字化发展的新时代。

注释:

[1] 胡红一主编. 中外医学发展简史. 西安:第四军医大学出版社,2006:51

[2] 傅维康撰. 医药文化随笔(增订版). 上海:上海古籍出版社,2006:277

[3] 文历阳主编. 医学导论(第三版). 北京:人民卫生出版社,2008:13

[4] 刘学礼著. 诺贝尔奖百年鉴,蛇杖生辉:临床医学与药物. 上海:上海科技教育出版社,2001:146

[5] 张瑞琨著. 教育生涯录—— 教育科学、自然科学史、自然辩证法文选. 上海:华东

师范大学出版社,2008:106

[6] 杨建邺著.科学的双刃剑:诺贝尔奖和蘑菇云.北京:商务印书馆,2008:15

[7] 董树岩.中国光学史.湖南:湖南教育出版社,1986:152

[8] 张里仁主编.医学影像设备学.北京:人民卫生出版社,2000:4

[9] 谢振声.吴莲艇与中国第一台X线诊断仪.中国科技史料,1992,13(3):34-36

[10] 刘战存,王立军,吴继光.CT技术发明的历史回顾.首都师范大学学报(自然科学版),2008,29(3):29

[11] 迟放鲁编译.20世纪革命性的发明——内窥镜发展史.中国眼耳鼻喉科杂志,1998,3(5):242-243

[12] 王斌全,赵晓云.心电图的发明与发展.护理研究,2008,22(11)下旬版:3101

灵丹妙药

——药物治疗的兴起

从某种意义上说,每个人都是自己的医生。因为人们早在远古时代就从实践中学会了寻找草药来为自己治病。可是这些通过经验得来的药方效用有限,时而还会导致中毒。一切的改变从人类有了显微镜这一工具,并通过它发现了致病的细菌后开始了。医生们发现有的化学物质对致病菌有天然的亲和力,能否通过这种化学物来杀灭病菌? 这一想法初次获得成功后立即成为效仿的对象,多种的杀菌的化学物被发现,形成了一股寻找"魔弹"的潮流,化学疗法的时代就此开始。可医生们仍不满足,他们发现许多抗生素对人体细胞的损伤甚至比对细菌的损伤还要大,而要解决这一问题就必须找到一些既能杀菌又对人体细胞无害的物质。至今享有盛名的青霉素成为了第一个符合医生要求的抗菌素。青霉素的发现如果还只是偶然,更多的抗菌素的发明则是医生们精心设计后的结果。

一、古文明中的药方

1. 早期文明中的药物

《荷马史诗》中说："在埃及肥沃的大地上，生长着各种各样的草药，有的对人类有利，有的却有剧毒，那里的居民个个精通药理，为其他地方的居民所不及，因为他们是神医派埃昂的后代。"古埃及人还知道蝎、毒蛇、毒蜘蛛、蟾蜍等有毒药物的应用。法老墓室中的毒药，往往使接触法老墓室中的器物、木乃伊或翻阅埃及古书的人皮肤发生红斑，呼吸困难，被称之为"古埃及病"。

在古埃及记载文字的纸草文中有很多药方，仅埃伯斯纸草文便近 1 000 种，其中成分尚未被完全阐明。埃及人最常用的药有：蜂蜜、各种麦酒、酵母、油、枣、无花果、葱、蒜、亚麻子、茴香等；其次为没药、芦荟、莴苣、红花、鸦片和各种诱导制剂；也常用动物的脏器，如海马、鳄鱼、羚羊、鹿、各种鸟、爬虫、鱼等等。矿物如盐、铝、锑、铜、碳酸钠等也常用。药物剂型很多，如丸剂和栓剂等，常用做通便及缓解疼痛之用。古埃及人还用栓剂插入阴道治疗妇科疾患。更有使用催吐剂、灌肠剂、糊剂和软膏等剂型。此外还记载将金属器械烧红以止血的方法。

埃及人的医疗实践在亚述和巴比伦的文明中得到了延续。巴比伦人常用的药物有各种植物的果实、叶、花、皮和根等，如藕、橄榄、月桂、桃金娘、鸡尾兰、大蒜等；动物的各部分和各脏器；还有各种矿物质如明矾、铜、铁。与现代医学不同，巴比伦人还使用多种秽物，这一点与其他古代民族相似，大约是出于利用秽物魇住魔鬼，促使其离开患者身体的缘故。巴比伦人制剂也有多种，如丸、散、灌肠等，有多种器械将药灌入阴道或直肠。

2. 盖仑的药房

在古希腊，在观察与实践的基础上，出现了更多重要的治疗方法。许多荣誉被给予了科斯岛上的希波克拉底和他的门徒。在治疗上他们偏重于饮食与生活方式，而认为药物只是恢复健康的平衡的一种手段。残存的古希腊文本对有关药物的书和药用植物的供应品都有所提及，但却没有发现应当存在的古希腊有关药物的治疗方案。在罗马，盖仑继承了希波克拉底的重视病史、敏于观察的经验，在疾病的诊断和治疗上有许多独到之处，是当时最负盛名的优秀的临床家。他是最早认识到"肺痨"具有传染性的医生之一；区分了膀胱与胃的溃疡，胸膜炎与肺炎；鉴别了化脓性感染和单纯性损伤,胸膜炎的胸痛与肝、胆疾病的绞痛;记述了狂犬病的各种症状。在治疗上,盖仑推崇正治法,具体疗法包括饮食、药物、体操、按摩、气候疗法等。他更重视药物治疗,曾记述 540 种植物药、180 种动物药、100 种矿物药,多用复方。他有自己专用的药房,大量利用植物药配制丸剂、散剂、硬膏剂、浸剂、煎剂、酊剂、洗剂等各种剂型的制剂,储备待用。后来药房制剂被称为"盖仑制剂"。

3. 炼金术与制药

公元 8—12 世纪,阿拉伯医学很发达,在化学、药物学和制备药物的技艺方面很有成就。当时的化学,即"炼金术"。19 世纪以前所知的一切酸和碱的知识,阿拉伯化学家们都知道。阿拉伯科学家们使实验性研究受到尊敬,并证实了这种研究的价值。在这之前,实验性研究常同魔法、巫术纠缠在一起,从而被西方传统的学者们看作是粗俗卑下的事情而不屑一顾。阿拉伯的化学家发明并命名了蒸馏器,区别了各种酸和碱,完成了对无数物质的化学分析,还研究和制造了数百种药品。最有名的炼金师是该伯(Geber ibn Hayyan,721—815)。但由于他的著作过于混乱,人们现在只能初步确定他写下了《炉火术》、《东方之汞》、《善行录》、《集中书》和《七十书》等重要著作。在这些著作里,他充分论述了炼金术的原理和方法,他把亚里士多德的四元素论与中国的硫汞二元论结合在一起,开辟了炼金术的新思路,他还将"量"的观念引入炼金术的操作过程中,客观上起到了积极作用。

阿拉伯另一位炼金术大师是阿尔·拉兹(al-Razi,全名是 Abu Bekr Muhammad ibn Zakariya al Razi),在欧洲以累塞斯(Rhazes)之名著称。他发现了炼金术与医学的利益关系,是将炼金术用于医疗的先驱者。此后几百年,西方的医生纷纷仿效累塞斯,加入到炼金术队伍中,由此酿成医药化学的大气候。

累塞斯的炼金术著作以《秘密的秘密》最为驰名,该书第一部分讨论物质的性质及其分类,第二部分着重介绍各种炼金术仪器及其使用方法,最后是炼金术方法的精髓。他不赞成该伯将炼金术与宗教理论混为一谈的做法,而只考虑炼金术的实验技巧,并引进了一些科学的研究方法,强调实验操作的重要性。

关于阿拉伯炼金术的来源有两种说法,一说来自埃及,但近代学者则多数认为来自中国,因为中国的历史文献中记载炼金术最早,且有充分证据证明拜占庭的希腊人和阿拉伯人在中世纪初叶即已与中国交往。化学一词 chemistry 即源于阿拉伯文的炼金术(alkiniya),而 Kim 则是中国"金"字的古音。

炼金术的目的虽是荒诞的,但在无数次试验中,建立了一些化学的基本原则,发现了许多对人类有用的物质和医疗上有用的化合物,设计并改进了许多实验操作方法,如蒸馏、升化、结晶、过滤等,大大丰富了药物制剂,促进了药房事业的发展。

4. 药学的改革家

公元 1493 年,巴拉塞尔萨斯(Paracelsus)生于瑞士的爱恩西顿(Einsiedeln),1502 年迁往维接(Villach),这里有卡令西亚山脉,生产许多矿产,化学和炼金术特别发达。所以巴拉塞尔萨斯当医生以后所用的金属药品特别多。

巴拉塞尔萨斯是文艺复兴时代反对古代医学权威最激烈的医学家,促进了药物化学的发展。由于巴拉塞尔萨斯从小跟随父亲学医,常随父亲出诊,曾学习冶金和化学。1510 年他在维也纳大学获医学学士学位,1516 年获费拉拉大学医学博士学位。毕业后在欧洲和中东游历行医 10 年,积累了丰富的临床经验。在此期间,改名为巴拉塞尔萨斯,意思是赛过 1 世纪的罗马名医塞尔萨斯。1527 年,他因治好巴塞尔城一个著名出版商的足部坏疽而医名大振,被推荐为巴塞尔大学的医学教授。

巴拉塞尔萨斯反对研究解剖学,认为尸体仅为无生气的外壳,主张金属化学药物治疗。他将许多金属制成药剂用于治疗疾病,详细地介绍了锌和汞的使用,以汞为治疗梅毒特效药,并提倡矿泉浴。在他的著作中描述了坏疽和梅毒,对梅毒治疗很有贡献。他还注意到伤口的消毒,他第一个指出小孩的痴愚和甲状腺肿的关系。他的学识和当时的医学传统相对抗。他将鸦片酊命名为劳丹(Laudanum),并用锑、汞、砷的溶液和锌、铁、硫的制剂。他是驻城的医生,负责检查药铺,监视药方的配制,制定药价及取消医生和药房间用作分肥的秘密符号。他用德语讲课,用极尖刻的语言攻击同时代医生和古代权威,因此别人对他起个外号叫"大炮",甚至当众焚烧当时被奉为医学经典的盖仑和阿维森纳的著述。[1]他这样大胆的行动给他带来了许多麻烦。他的讲演刺激了当地的庸医和统治者。巴拉塞尔萨斯的新思想并没有被当时社会所接受,终于沉没于乌烟瘴气之中。巴拉塞尔萨斯于 1528 年被迫离职。

二、打败细菌

1. 致病的细菌

自 1657 年列文虎克使用显微镜以后，一些微小器官可以被人们观察到，一些微小的生物也被人们观察到。普伦克茨（M. A. Plenciz, 1704—1786）在他的《医学作品集》（Opera medica physica, 1762）中阐明：传染病由"害虫"引起，不同种类的害虫引发不同的疾病。这种观点延续到 19 世纪才被克洛布斯等人否定。亨勒在其著作 Von den Miasmen und Kontagien（1840）中进一步阐明上述观点，认为是一些活动的、有生命力的微小颗粒使人类产生疾病。细菌学的飞速发展带来了医学思想上的革命，它影响了整个医学方法论。由此说来，19 世纪的细菌学家们功不可没。巴斯德（L. Pasteur, 1822—1895）和科赫（R. Koch, 1843—1910）的工作标志着科学的细菌学开始建立。

在巴斯德以前，医生们惯于用长长的拉丁语、法语词汇不厌其烦地解释瘟疫，以及用"恶魔"、"命运"、"体质"等阐述疾病的原因。渴求真理的举动，往往会被认为是破坏医学秩序的捣乱行为。1850 年，法国医生达韦纳在对死于炭疽病动物的血液做显微镜观察时，看到血液中存在一种微生物。他从微生物在血液中的迅速繁殖来判断，认为它们就是造成动物疾病与死亡的原因。达韦纳在给科学院的报告中指出："在感染了的动物血中，细菌的出现先于发病现象"，并且指出，只要血中不含炭疽病菌，便不会传播疾病。遗憾的是，他的观点遭到了一些医学权威的反驳。他们认为这些微生物是动物死亡后腐败变质的结果，而不是引起疾病的原因。

巴斯德在研究葡萄酒的腐败变酸问题时，敏锐地感到发酵、腐败和传染病之间，有着极为相似的共同点。他认为"急需推进这些研究，为认真研究各种疾病的起因铺平道路"。他推测如果酒精发酵的变化是由于微小的、具有生命的有机物所引起，那么这些微小的生物也可能引起人体的腐败性、化脓性疾病。巴斯德意识到自己已经掌握了解释传染病的关键问题，于是他决定转向传染病研究。

巴斯德认识到，只有"自然发生"的思想被完全否定后，微生物学和医学才能发展起来。但"自然发生说"是一个古老而又普遍存在于人们心目中的"毫无疑问"的信念，它认为生命可以不从其亲生代生殖而来，而是从无结构的有机或无机材料中自然而然产生。1862—1864 年期间，巴斯德设计并做了空气过滤、曲颈烧瓶阻留和将煮沸消过毒的有机物暴露于高山上的空气中等一系列简单而又精密的实验，证明了微生物是通过繁殖而不是自然发生形成的，并且证明一般空气中携带有微生物，如果净化空气除掉其中所携带的微生物，有机物就会长期保存，有机物只是在与微生物接触时才会腐败变质。也就是说，引起有机物腐败变质的原因是微生物。他的这一科学结论对人们的日常生活和卫生保健事业产生了重要影响。

1865 年，法国阿莱地区蚕病流行，养蚕业损失惨重，直接威胁到法国丝绸工业的生存。巴斯德受命去解决这一重大问题。经过几个月的精心显微解剖观察与研究，巴斯德从蚕蛾和病蚕中分别分离出两种微生物，并证实它们正是导致蚕病的"罪魁祸首"，接着他提出了解决办法，法国的养蚕业再度兴旺起来。

蚕病研究的成功使巴斯德坚信传染性和感染性疾病是由微生物（病原菌或病毒）引起的，这就是巴斯德的"细菌致病学说"。在这一理论指导下，他又成功地对鸡霍乱病、猪丹毒病、炭疽病等传染性疾病进行了研究，分离出致病的病原菌并制出防治的疫苗。

巴斯德根据自己的实验研究，提出了疾病与微生物之间存在关联是确实无疑的，是无可争辩的证据。他指出，细菌是一切传染病的根源，细菌在人们中间传播，就会造成传染病的蔓延。如果能找到查明细菌寄生地，从而消灭掉它们，就能战胜传染病。1878 年，在法国科学院宣读的那篇胚芽说的著名论文中，巴斯德明确地指出："传染病、接触性传染病和感染性传染病的原因，本质上全在于有微小生物的存在。"

巴斯德的研究成果对医学界产生了巨大的影响，医学家开始根据巴斯德的思想来寻找防治疾病的措施。1865 年，英国外科医生李斯特采用消毒法对伤口和手术切口进行消毒灭菌，他用石炭酸喷洒伤口、手术部位和手术器械以及手术室，施行消毒，经过几年的实践，外科手术后死亡率下降了三分之二。1874 年，李斯特在爱丁堡写信给巴斯德，将杀菌法的成功和外科医术的进步归功于巴斯德。

如果说巴斯德是病原微生物学的开拓者，那么德国医学家罗伯特·科赫则是病原微生物理论的奠基人。1862 年，科赫入哥丁根大学医学院学习，得到当时德国解剖学和病理学权威亨勒的指导。

亨勒提出的传染病理论引起了科赫的兴趣，从此科赫开始了研究传染病原因的生涯。早期的细菌培养是以肉汤为基质的。由于在肉汤里生长的细菌多种多样,互相混杂在一起,不便于分离和观察。一次偶然的机会,科赫从洋菜胶中获得灵感,他将肉汤洋菜胶倒入培养皿中,冷却后的肉汤凝固成胶冻状的平板。科赫轻轻地将带有细菌的接种器在胶冻平板上划下几道线痕,几天以后,平板上出现了一堆堆单一纯种的细菌落。这是世界上第一次分离出纯种细菌。

在显微镜下,细菌是无色而透明的,很难看清它们的内部结构。为了能够在显微镜下清楚地观察细菌,科赫找来了多种染料,把它们滴在有细菌的玻璃片上,可是经过数百次尝试,这些颜色都未能使细菌着色。1856年,英国化学家珀金发明了一种色彩鲜艳、着色牢固的化学合成染料——苯胺。科赫得知后立即用苯胺染料试验并获得了成功。细菌染色法的发明,为以后的细菌学研究提供了极大的方便。他提出的"科赫定律",即判断某种微生物是否为一种传染病的病原体的原则,成为现代病原生物学研究的基础。

科赫利用自己发明的技术,揭开了一个又一个病原细菌的真面目:1876年,分离出炭疽杆菌;1880年,与安柏林一起分离出伤寒杆菌;1882年,分离出了结核杆菌;1883年,发现了霍乱弧菌。1891年,德国政府为表彰科赫的贡献,在柏林建立了传染病研究所,邀请科赫出任所长。为了研究传染病,科赫先后10次出国,足迹涉及非洲、印度和远东。他带领着学生研究了疟疾、鼠疫、伤寒、牛瘟、回归热、昏睡病等传染性疾病。为了表彰科赫对细菌学的贡献,1905年,他被授予诺贝尔生理学和医学奖。

19世纪末叶,在巴斯德和科赫成功的鼓舞下,一大批学者集中精力探求各种传染病的病原体,各种致病细菌的发现使人们对传染病的原因有了初步的认识,同时也使科学家开始努力寻找能杀灭细菌的药物。

2. 寻找"魔弹"

尽管李斯特的石炭酸杀菌防腐剂在外科手术中挽救了无数的生命,但它仅仅作用于浅表面。如果细菌进入伤口里面(这在战争期间是经常发生的),这时杀菌防腐剂在外部的使用将很难完全将细菌消灭,其结果便导致致命的细菌感染。因此,一个能作用于全身的药物将是杀灭细菌药物的首选。从15世纪末起,欧洲遭受了梅毒的蹂躏,这是一种已经影响人类几个世纪的传染性性病。据保守估计,在这期间欧洲的梅毒感染率为10%,另外,欧洲人也把梅毒带到世界其他地方。梅毒感染的后期将使中枢神经系统受到影响并引起脑损,这会导致麻痹性痴呆。在前苏联政府发掘伊凡四世(俄国 16 世纪的第一位沙皇,1530—1584)的坟墓并发现其有典型的骨头损坏后,他被证实是一个梅毒病人。伊凡四世曾在 1551—1560 年间英明且仁慈地治理着俄国。但由于受脑梅毒的影响,他变得疯狂、偏执和残暴,并导致成千上万人被屠杀,包括自己的儿子和继承人。另一个著名的梅毒感染的牺牲者是温斯顿·丘吉尔的父亲,在他的奇怪行为被证实显然是由于晚期梅毒所致之后,他被送往精神病庇护所。

1910 年,出现了第一个治疗梅毒的有效药物 606,它的发明人是艾利希(Paul Ehrlich,1854—1915)。艾利希生于上西里西亚的斯特雷伦,在传染病学方面颇有造诣。作为一名年轻医生,他在研究肺结核时感染上了结核病,被迫在埃及养病。像在科学史中常发生的那样,艾利希最初的贡献乃是从对自己所见到的人的观察中作出的一种推论。他观察到,当与不同疾病有关的细菌相继被发现时,被感染的细胞也对染色技术作出不同的反应。显然,细胞的生化特性所受的影响程度取决于已被引入的细菌。正是这种推论,使艾利希产生抗毒素的思想。他称抗毒素为"魔弹"——人体分泌出的以便消灭入侵物的一种特殊物质。他认为,化学治疗的研究目的应是寻找对病原体具有特殊亲和力的化学物质,其作用犹如抗毒素对相关毒素的作用,而且这些化学物质应当是一些可直接作用于它们所瞄准的病原体的"魔弹",同时对病人又不产生毒害作用。艾利希实际上发现了抗菌素和人体免疫反应原理。在这一原则的指导下,艾利希和格特曼(Guttmann)教授合作,在 1891 年进行了亚甲蓝治疗疟疾的临床实验。实验结果表明,亚甲蓝治疗疟疾的作用不如奎宁,而且疗效不明确。这一最初的实验虽然令人失望,但它却为艾利希在 12 年后的进一步实验奠定了基础。它是艾利希科学生涯中的重大事件之一,也是现代治疗学史中的一大里程碑。事实上,亚甲蓝作为一种特殊的抗疟药在经过改造之后,在寻找更好的药物方面是大有作为的。在艾利希逝世后,德国拜耳(Bayer)公司的研究人员以亚甲蓝为起点,而不是以奎宁为起点,开发了扑疟喹啉和阿的平这两种抗疟新药。直至 1946 年,还有关于使用亚甲蓝治愈了若干例慢性疟疾患者的报道。

艾利希在研究化学药物的药理作用时,起初他认为不能移植侧链理论于化学药物药理作用的阐释,经历了曲折的认识历程之后,他认识到侧链理论同样适用于传染病治疗中的化学药物作用机理。这是因为:药物既能与细胞上的化学受体相结合,又能与病原体细胞上的化学受体相结合。

1902 年,法国巴斯德研究所的拉弗兰(C. L. A. Lavenran,1845—1922)和梅斯尼尔(F. Mesnil,1868—1938)已发现用一种名为砷化钾的化合物,可在受锥虫(一种引起非洲睡眠病的寄生虫)感染的小鼠血液中消灭锥虫。遗憾的是他们没有继续深入研究。

1904 年,艾利希和秦佐八郎发现一种叫锥虫红的染料,这种染料可以杀死实验鼠体内的锥虫。然而,以后的实验证明锥

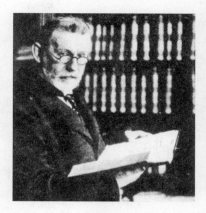

艾利希

虫红应用于其他感染动物,包括人,却效果不佳。为了寻找治疗锥虫病的有效药物,艾利希几乎把当年德国生产的有机染料都做了动物筛选试验,结果仍不理想。一些药物的毒副作用小,其疗效则平平;另一些药物的疗效很好,毒副作用又太大。于是,艾利希设想了一条新路:将现有的有一定疗效但是毒副作用很大的化学药物加以改造,通过某些化学结构的改变来提高疗效,同时降低毒副作用。他选择了一种商品名叫做"阿托克西耳"的化学药物。该药是 30 年来一直用于治疗锥虫病的含砷苯化学药物,具有相当好的疗效,但是毒副作用大,甚至使病人失明。要改造它的化学结构,必须首先了解它的结构。艾利希亲自动手测出了它的结构,同时,他发现该结构中含有一个活泼的自由氧基,有了它就很容易合成各种各样的衍生物。他的助手贝尔脱海姆(A. Berthiem)等人夜以继日地工作,合成了上千种砷苯化合物,用来进行锥虫病的疗效筛选。在这些化合物中,动物实验疗效最好的是编号为"418"的砷苯甘氨酸。嗣后,热带病临床医师经过试用也一致肯定"418"是当时最有效的锥虫病治疗药物。据此,艾利希提出了新药开发的"化学变异原理":通过化学基团的改变可以改变化合物的性状。一系列砷苯化合物(如"606"和"914")的合成就是在这个原理指导下进行的。当时(1905 年),柏林的肖丁(Schaudinn)和霍夫曼(Hoffmann)发现了引起梅毒的螺旋体,并且还可以用这种梅毒螺旋体感染猴和家兔。这实际上为研制驱梅药物打开了大门。艾利希曾想,既然可以用家兔来复制实验性梅毒,那么就可以利用这种动物模型来寻找有效的驱梅药物了。但是,这一重大发现并没有引起艾利希的重视,只是在霍夫曼继续研究了梅毒螺旋体的各种特性之后来到艾利希的研究所,向他索要治疗梅毒的药物

之时(1907 年),艾利希才恍然大悟,重新想起了梅毒的治疗问题。梅毒是一种比锥虫病流行更广的传染病,对人类健康的威胁要比锥虫病大得多,解决梅毒的治疗问题在全世界都具有重大的现实意义。他想到了不久前合成的砷苯化合物,然而百思不解的是,那个编号为"606"的二氨基二氧偶砷苯,从结构式的分析看,它应该与"418"同样有效,甚至疗效更好,可是来自动物试验研究室的报告都说它全然无效。恰巧,这时(1909 年)艾利希以前的同事北里柴三郎派他的学生秦佐八郎到艾利希研究所工作,艾利希将筛选驱梅药物的任务交给了秦佐八郎。出乎艾利希的意料,秦佐八郎的实验报告称"606"对梅毒的实验疗效甚至比"418"还要好!为什么前后两次的"606"药效试验结果相差如此之大?艾利希冷静地思索着,其中也许存在着没有察觉的因素,必须把科学上的事情看得复杂一点,有些情况最终能够搞清,而有些情况则可能永远搞不清。后来,秦佐八郎又把多次重复的结果报告了艾利希:"606"的疗效仍然极好。在"606"的研制上,动物试验这一步总算完成了,摆在艾利希面前的则是更为艰苦的临床试用阶段。医药学家都清楚地知道,许多药物在试管内、在动物体内都有效,可是一旦用到人体就失去了疗效,甚至出现严重的毒副反应。艾利希决定把斯派尔化疗研究所的工作停下来,全部力量投入"606"的生产。他把试生产的小批量"606"分发给愿意试用的医生和医院,并请他们将试用的结果及时反馈给他。1910 年 4 月 9 日召开的第 27 届德意志内科学会年会通过了对"606"在治疗梅毒方面的鉴定。"606"在不到一年的时间内已治愈了 1 000多例梅毒患者。"606"的研制成功震惊了全世界。

"606"为艾利希赢得了巨大的声誉,有的报纸采用了这样的大字标题:"诺贝尔奖获得者将再次获得诺贝尔奖"、"艾利希征服了梅毒"、"艾利希——化学疗法之父"……甚至在诺贝尔委员会里也有人提议给艾利希以第二次诺贝尔奖:"606"的发现不仅解决了几乎是不治之症的多发病——梅毒的治疗问题,而且它开辟了一个比血清疗法更有前景的传染病的治疗方向——化学疗法。仅仅因为艾利希三年前刚刚获得了诺贝尔奖,所以诺贝尔委员会才没有匆忙授予他第二次诺贝尔奖。然而,艾利希过去担心的事情终于发生了。世界各地的新闻媒介不久便传来了因使用"606"导致病人死亡的报道,有的新闻记者还把这些事故直接归咎于艾利希。艾利希的助手秦佐八郎揭示了这些事故的原因,他在给艾利希的信中罗列了五种化合物的结构式:如果加入蒸馏水使呈淡黄色的粉末状合物(1)式溶解,再加入氢氧化钠,便会出现沉淀,这种沉淀物就是(2)式;继续加入氢氧化钠,沉淀物增多,(2)式转变为(3)式;再继加入氢氧化钠,沉淀物开始溶解,达到半透明程度,这时形成了(4)式;接着再加入氢氧化钠,使溶液成为强碱性,形成了完全透的(5)式,这时它才可以安全地用于注射。秦佐八郎认为,如果将有达到(5)式之前的任何一个阶段的药物给患者注射,都有可能致患者出现中毒症状。在广泛采用该药时,并不是每一个医生都做到这样细致完成配制工作的,这很可能就是发生事故的原因。[2]艾利希读完信,十分信服秦佐八郎的判断,同时更深刻地认识到"606"的局限性。这时,已经57岁的艾利希领导他的研究所继续筛选第606号以后的砷苯化合物。1912年,艾利希幸运地找到了"914",这种化合物既具有"606"的疗效,又没有配制"606"时那样的一些烦琐程序。由于"606"的商品名为砷凡纳明,"914"则被艾利希定名为新砷凡纳明。"914"很快就在药品市场上取代了"606"。实际上,一直到青霉素于上世纪40年代出现之前,临床治疗梅毒主要是使用"914",而科技史上比较有名的"606"仅仅使用了一两年的时间。

"606"的发现和应用,成为人类运用化学疗法治疗由病原微生物引起的疾病的第一个重大胜利。从"606"开始,用特定药物治疗特定疾病的想法吸引了越来越多的追随者,研究者们苦心孤诣地为每种疾病寻找它的特效药,自此以后在医学界蔚为风气,以至于人们把这一潮流形象地名之为"寻找魔弹"。

3. 染料中的发现

艾利希创立化学疗法,发明"606"、"914"等药后,许多化学家、药理学家沿用他的方法,寻找理想的有效抗菌药物。20多年过去了,他们为之流淌的汗水可汇成小溪,却收效甚微,只找到了阿的平、扑疟喹等几种治疗疟疾的药物。多马克(Gerhard Domagk,1895—1964)是这支找药大军中的一员。

早在1908年,德国化学家杰尔莫(Gelmo)首先合成了对氨基苯磺胺,但是当时并没有发现它有突出的药效,只知道它是一种良好的橘红染料,一直到20年后才发现它可用于治疗传染病。1909年赫林(Hoerlein)合成了第一个有磺胺基的偶氮染料,其对羊毛及丝的蛋白质的结合力暗示可能对细菌的原生质起作用。其中有一种名为锥虫红的染料可以治疗锥虫病,艾利希认为这是由于偶氮基的缘故。随后又发现有许多偶氮化合物都具有局部抗炎和防腐作用,但是由于疗效不强未能引起注意。1913年艾森贝格(Eisenberg)发现橘红染料在试管中的抗菌作用,提示其可用于化学治疗,次年合成了另一个红色染料可用作尿道防腐剂,后来的猩红染料作用更为显著。1917 年海德尔贝格尔(Heidelberger)和雅各布(Jacob)照杰尔莫的方法制成了对氨基苯磺胺,并假定这一物质是在组织中由磺胺(即橘红)分解而释放出来的。但由于这种化合物的杀菌作用不强,未能进一步研究下去,这是很遗憾的,因为事实上他们已经发现了磺胺类衍生物的抗菌作用,若是深入再探,也许能使磺胺类药物的发现提早 10 多年。

20 世纪 30 年代,德国化学家、抗疟药物阿的平的发现者之一米奇(Mietzsch)和克拉拉(Klam)借鉴艾利希研制"606"的方法,在经过无数次的失败以后,于 1932 年圣诞节合成了一种名为"百浪多息"的红色染料。作为他们的同事,多马克对这种红色染料进行了药理研究。他给一批小白鼠注射了链球菌,然后把它们分成两组。其中一组注射百浪多息,另一组什么都不注射。不一会儿,那些没有注射百浪多息的小白鼠一个个死去,而注射了百浪多息的小白鼠有的最终虽然死亡,但大大延长了存活时间,有的甚至奇迹般地活了下来。然而,在这个实验中使用的药物剂量太大了。于是,多马克又对此进行了不懈的研究,对红色百浪多息的化学结构进行改造,最后把它们制成了一种白色粉末。这种新合成的白色粉末,既保留了红色百浪多息能消灭链球菌的基本结构,又使杀菌效果增加了几十倍。多马克根据药物的化学结构名称,把这种白色粉末叫做"磺胺"。

多马克的实验室里养着一条名叫"埃利"的小狗。他在狗的身上进行了实验。先将链球菌注入狗的体内,过一阵子,原来活蹦乱跳的狗卧倒在地上,大口大口地喘着粗气,伸出红红的舌头,无神的眼睛一动不动。此时,多马克又将磺胺注入狗的体内,没过多久,狗又恢复了原来的状态,摇摆着尾巴,蹦蹦跳跳起来。

在狗的实验中,磺胺的杀菌作用得到证实。可是,对任何药物来说,只有临床效果才是最有说服力的。多马克在寻找合适的机会,真是"无巧不成书",第一个使用磺胺药的病人,竟是多马克心爱的小女儿爱莉莎。1932年 11 月,爱莉莎因为手指头不小心被划破而感染,引起全身发热,剧烈疼痛,诊断为败血症。虽然请了当地最好的医生治疗,但是仍然无济于事。在 20 世纪初期,得了败血症无药可治,绝大多数病人都会不幸死去。多马克用显微镜仔细观察女儿伤口的渗出液和血液,发现里面充满着许多链球菌。于是,他毅然给女儿用磺胺进行治疗。用药以后,女儿的病情迅速好转,几天以后就痊愈了。爱莉莎成了医学史上第一个使用磺胺药的病人。接着,多马克又用磺胺药治愈了许多过去被认为无法治愈的传染病病人。一时间,磺胺药有了"神药"的美誉。1935年,多马克发表了一篇题为《细菌感染的化学治疗》的论文,报告了磺胺药百浪多息的抗菌效应,引起了医学界的高度重视,医生们立即广泛地用起了磺胺药,并捷报频传:伦敦一家医院使用磺胺药救治38位患产后败血症的病人,其中有35位病人获救,而在磺胺药发明以前,这些病人大部分会悲惨地死去;特别是在大西洋彼岸,美国总统罗斯福的儿子,也由于使用了磺胺药才从死亡的边缘抢救回来。[3]在磺胺药的发现过程中,含有一种巧合因素。多马克在研究中知道,偶氮化合物中,只有在对位上有磺胺基才有药效,磺胺基在邻位或间位上,试管试验时无抑菌作用,只有进入机体代谢后才有强抑菌作用。以后科学家们才搞清楚,百浪多息本身确无杀菌作用,但它在体内代谢中能产生对氨基苯磺酰胺,与细菌生长的必需物质——对氨基苯甲酸极相似,细菌分辨不清而一起摄入体内,既不能利用,又不能排出。如果只根据百浪多息体外无抑菌作用的性质,按一般思路就不会再进行动物试验,磺胺药就一时还不会发现。以后,药理学家阐明了磺胺的有效基团:

$$\mathop{N}\limits^{\displaystyle H}_{\displaystyle R'}\!\!-\!\!\bigcirc\!\!-\!\!SO_3-\mathop{N}\limits^{\displaystyle H}_{\displaystyle R}$$

其中,R′为H,且游离,为此药抗菌作用所必需;R′为其他基团所替代,则药效减弱。其对位的氨酰磺胺中的R若为嘧啶、念唑、噻唑基团取代时,则药物的抗菌力大增。磺胺药作为一种特效药,将千千万万个生命从死神手里夺了回来,开拓了化学药物疗法的新时代。

三、意外出现之后

1. 奇怪的溶菌现象

1935年,当德国的杜马克在英国皇家学会报告他们发现的磺胺药物的研究工作时,在听众中有一位长着一头灰发的微生物学家,名叫弗莱明(Alexander Fleming,1881—1955)。他那时已经发现了一种比磺胺类药物更好的抗生素——青霉素,只是当时医药界的兴奋点都集中在磺胺类药物上面,而未引起注意。

　　弗莱明是英国细菌学家,1881 年 8 月 6 日生于苏格兰艾尔郡。1908 年毕业于英国伦敦大学圣玛丽医学院,获得医学学士和理学学士学位。翌年,通过考试成为皇家外科学会的正式会员。弗莱明作为军医,在第一次世界大战中研究了重伤员的感染问题,他发现许多抗生素对人体细胞的损伤甚至比对细菌的损伤还要大,而要解决这一问题,必须找到一些既能杀菌又对人体细胞无害的物质。1918 年,战争结束后,弗莱明回到圣玛丽医院。1922 年他发现,人的眼泪和唾液中有一种能杀灭细菌的物质,他称之为溶菌酶,从此便集中精力研究溶菌酶对各种细菌的作用,以便用于伤口的消毒。他用琼脂平皿培养各种细菌,在接种细菌时打开平皿的盖,空气中的霉菌就可能落到平皿内,特别是弗莱明实验室的楼下是培养霉菌的,用于制作对过敏症有效的疫苗,落入霉菌的机会就更多了。1928 年 6 月,弗莱明和助手在接种完细菌后就开始休假,他们没有把培养皿放在 37℃的温箱中,而是放在了实验台上。事有凑巧,那几天的气温较低,适合于霉菌的生长,于是落入的一种青霉菌便生长成绿色的菌落,而接种的葡萄球菌和其他的细菌没有生长。几天以后,气温升高,细菌开始生长,但青霉菌周围的葡萄球菌受到抑制没有生长,刚好与平皿其他部分生长旺盛的葡萄球菌的菌落形成鲜明的对照。9 月 3 日弗莱明和助手回来以后,助手看到平皿被霉菌污染就要把它们处理掉,重新开始实验。可是弗莱明一眼就看见了这个平皿中长着大的绿色菌落的周围没有生长白色的葡萄球菌,而远一些的地方白色菌落茂密。他感到很奇怪,就把它拍了照片,并取出了一点青霉菌,用甲醛蒸气处理,以便保存。起初弗莱明认为绿色的青霉菌产生了溶菌酶,把周围的细菌溶解了。他让助手把这种青霉菌(取出的那一点点)继续培养,使菌种进一步纯化,然后大量地培养,以便分离溶菌酶,研究它的使用方法。他给这种“溶菌酶”命名为青霉素。两名助手设计了扁平的玻璃瓶子,使用液体培养基,将瓶子平放着,以便培养基接触空气的面积大一些(青霉菌生长需要氧气)。待青霉菌生长多了以后,他们做了试验,证明被称为青霉素的物质是在溶液里而不是在菌落里。于是他们把霉菌滤掉,把滤液调成微酸性,在 40℃时减压浓缩,这是因为他们发现,若在微碱性或高温下,青霉素都会被破坏。待浓缩为粘稠状液体后加入酒精,便出现很多的沉淀。经过试验证明,酒精溶液的杀菌作用很强,而沉淀无效;因为溶菌酶是蛋白质,而蛋白质是可以被酒精沉淀出来的,这样就排除了有效成分是溶菌酶的可能性。可是他们发现酒精溶液的杀菌作用逐渐地减弱,几周后就完全消失了,说明这种溶于酒精的物质很不稳定。这使弗莱明感到气馁,因为不大可能用它做治疗药物。于是1929年,弗莱明发表了一篇文章,指出青霉菌可以产生一种有杀菌作用的青霉素。此后,弗莱明虽然仍继续研究青霉素的分离和性质等问题,但没有明显的进展,因为当时的化学手段还没有发展到足以解决青霉素结构问题的程度。出乎意料的是弗莱明的文章并未引起医药界的注意,其原因大概是当时大家的注意力集中在寻找化学合成的杀菌剂方面,认为青霉素没有实用的意义,因此青霉素在发现后将近10年内没有得到发展。

2. 需求推动的进展

进一步推动青霉素发展的是在牛津工作的德国生化学家钱恩(Ernst Chain,1907—1979)和澳大利亚病理学家弗洛里(Howard Walter Florey,1898—1968)。

20世纪30年代,澳大利亚出生的病理学教授霍华德·弗洛里博士组织了一大批人专门研究溶菌酶的效能。1935年,29岁的生物化学家厄恩斯特·钱恩博士加盟对溶菌酶的专门研究,他们再次发现了细菌的抗菌作用,从而决定重点研究抗菌物质。独具慧眼的美国洛克菲勒基金会提供了这项资助。1939年钱恩等人在检索文献时,意外地发现了弗莱明10年前发表的关于青霉素的文章。他们当机立断,立刻把全部工作转到对青霉素的专门研究上来。同年,钱恩和弗洛里在牛津发现了一株青霉葡萄球菌氧化酶培养物,这一菌种同弗莱明首次发现的特异青霉一模一样。

到了年底,钱恩终于成功地分离出像玉米淀粉似的黄色青霉素粉末,并把它提纯为药剂。实验结果证明,这些黄色粉剂稀释三千万倍仍然有效。它的抗菌作用比最厉害的磺胺类药物还大9倍,比弗莱明当初提纯的青霉素粉末的有效率还高一千倍,而且没有明显的毒性。

1940年春天,他们又进行多次动物感染实验,结果都非常令人满意。于是同年8月,钱恩和弗洛里等人把对青霉素的重新研究的全部成果都刊登在著名的《柳叶刀》杂志上。[4]这篇文章极大地震动了一个人,那就是青霉素的发现者弗莱明。他这10年来始终密切注视着抗菌物质的研究动态。他看到了钱恩和弗洛里的报告后,心中十分欣慰,因为他们最终证实了他心中长期存在的疑虑。他立刻动身赶到牛津会见这两个人。这次会见是历史性的。弗莱明毫不犹豫地把自己培养了多年的青霉素产生菌送给了弗洛里。利用这些产生菌,钱恩等人培养出效力更大的青霉素菌株。

经过一年多的辛勤努力,七八十种病菌的试管实验和动物试验都证明了青霉素对引起多种疾病的病菌都有较大的杀伤作用。他们还提纯出一点结晶状态下的青霉素。

1941 年 2 月,一位警察刮脸时划破了脸,因伤口感染而患了败血症。病人全身脓肿,体温高达华氏 105 度。医生使用了当时最好的磺胺类药物,也无法阻止感染的发展。面对垂危的病人,医生都认为他活不了几天了。在这种情况下,一直在寻找机会用他们的新药——青霉素的弗洛里和钱恩向院方要求试一试。

医生同意了他们的请求。于是弗洛里和钱恩带着他们所有的青霉素来到了这个警察的病床前。他们每隔 3 个小时为病人注射一次青霉素。结果 24 小时后,不可思议的事情发生了。病人的情况稳定了,两天后,病人的体温下降,脓肿开始消退,病人自己也感觉好多了。然而,钱恩等人总共只有一茶匙青霉素。开始,医生还能从病人的小便中回收一点,但是最后连这一点都用完了。五天后,眼看病人就要复原了,可是药没有了,病情也随之恶化,结果这位警察还是死了。他们为没能挽救那位警察的生命而感到不安。但是这毕竟是一个激动人心的开端。它表明,只要有青霉素,就能有效地制止感染,而且也不会对病人产生有害的副作用。

后来,他们又在非洲战场上小规模地试用了青霉素。结果再次表明,青霉素能防治多种严重感染性疾病,控制伤口的继发性细菌感染,局部应用还可使伤口早期缝合加快愈合。经过多次实验,钱恩等人对青霉素的特性、用法和提取都积累了宝贵的经验。问题是青霉素单靠实验室提取,只能满足少数病人的需要。为了把人类从各种疾病和传染病的威胁中彻底解救出来,必须在工业上大规模生产青霉素。弗洛里等人很快认识到了这一点,开始为青霉素的工业化生产而奔忙。

1941 年 12 月美国军方宣布青霉素为优先制造的军需品。伊利诺伊州皮奥里亚的一家工厂生产了第一批青霉素。但产量少得可怜,因为青霉素的生产工艺十分复杂。直到 1942 年,青霉素的大规模生产才有可能,因为:第一,人们发现了一种来源广泛又非常便宜的营养液。第二,人们在皮奥里亚的一家杂货店里腐烂的罗马甜瓜中,找到了一种叫做金黄青霉素青霉菌。这种霉菌生产速度很快,产量也比青霉葡萄球菌氧化酶高上百倍。利用这个菌种,科学家们又培养出一种产量更高的霉菌突变种。第三,人们找到了一种更为有效的培养方法——发明了一种有两层楼高的巨大的容罐,里面装上2万5千加仑营养汤,用像飞机的螺旋桨一样大的搅棒在罐中不停地搅拌,使纯净的空气源源不断地通过容器内的营养汤。这样,霉菌就不仅仅生长在营养汤的表面,而且也可以在全部营养汤内部生长。有了这三个方面的突破,青霉素的产量一下子提高了。

到1942年末,有二十余家美国公司开始大量生产青霉素。待战争结束时,产量已能满足一年治疗七百万病人的需要。

青霉素应用之初,不仅一般人对它表示怀疑,就连多数医务工作者也不相信它的药效,当感染发生时仍首选磺胺药。直到1944年,英美联军在诺曼底登陆,开始大规模地同德国法西斯作战,受伤士兵越来越多,对抗菌药物的需要尤为迫切。在这次战争中,磺胺药虽发挥了很大作用,但在医治重伤员时效果却不理想。而为数不多的青霉素填补了磺胺药的空白,显示了较大的威力。活生生的事实,使得医护人员不能不对青霉素刮目相看。

青霉素大量应用以后,许多曾经严重危害人类的疾病,诸如曾是不治之症的猩红热、化脓性咽喉炎、白喉、梅毒、淋病以及各种结核病、败血病、肺炎、伤寒等,都受到了有效的抑制。在全世界应用青霉数总数超过亿剂后,青霉素引起了第一例死亡。后来人们发现,多达10%的人对青霉素有过敏反应,而且某些细菌逐渐对青霉素产生了耐药性。

青霉素是医药技术上的一次革命。弗莱明、弗洛里和钱恩于1945年12月11日共同获得了诺贝尔医学或生理学奖。

3. 设计出来的成果

青霉素是有史以来第一种对抗细菌的药物,但是青霉素对许多种病菌并不起作用,包括肺结核的病原体结核杆菌。肺结核是对人类危害最大的传染病之一,在进入20世纪之后,仍有大约1亿人死于肺结核,包括契诃夫、劳伦斯、鲁迅、奥威尔在内的这些著名作家都因肺结核而过早去世。世界各国医生都曾经尝试过多种治疗肺结核的方法,但是没有一种真正有效,患上结核病就意味着被判了死刑。即使在科赫于1882年发现结核杆菌之后,这种情形也长期没有改观。青霉素的神奇疗效给人们带来了新的希望,能不能发现一种类似的抗生素有效地治疗肺结核?

果然,在1945年的诺贝尔奖颁发几个月后,1946年2月22日,美国罗格斯大学教授赛尔曼·瓦克斯曼(Selman A. Waksman)宣布其实验室发现了第二种应用于临床的抗生素——链霉素,对抗结核杆菌有特效。人类战胜结核病的新纪元自此开始。和青霉素不同的是,链霉素的发现绝非偶然,而是精心设计的、有系统的、长期研究的结果。

瓦克斯曼是个土壤微生物学家,自大学时代起就对土壤中的放线菌感兴趣,1915 年他还在罗格斯(Rutgers)大学上本科时与其同事发现了链霉菌——链霉素就是在后来从这种放线菌中分离出来的。由于他的科研方向最初并不在这方面,所以,他曾多次失掉了早日发现链霉素的机会,否则他将提早 25 年发现链霉素。直到 1939 年他才确定了研究链霉素的方向,并断定寻找抗菌素最好的地方是土壤。为此,他与他的学生、助手一起分离和检查了大约 10 000 种各种自然基质的微生物培养,其中约 10%(1 000)具有抗菌作用,而在合适的培养基上能产生抗菌素的只有其中的 10%(100),由于当时技术和设备的限制,又只能分离和鉴定出其中的 10%(10)。最后,经生物学鉴定,只有其中的一种是有效的,这就是链霉素。

瓦克斯曼 1888 年生于俄国,1910 年移居美国。1914—1921 年间,他研究的是土壤放线菌属。但当时他注意的是土壤中的细菌如何把土壤转化成肥沃的腐殖质,而并未考虑到微生物间的拮抗作用。否则,人类将早 25 年获得链霉素。1932 年,美国全国研究委员会及全国结核病协会特意邀请瓦克斯曼研究结核杆菌进入土壤以后的命运。他指定他的学生 Rhines 做研究。他们发现,虽然在一定条件下结核杆菌继续繁殖,而在其他情况下,结核杆菌却明显地减少了。他们从中得到了鼓舞,但当时由于瓦克斯曼对致病微生物的兴趣不大,以及研究费用昂贵等原因,他们对这一诱人的现象未做进一步的研究。

瓦克斯曼的学生 Dubos 后来在研究资金较为充裕的洛克菲勒医学研究中心工作时,与 Avery 一起,于 1939 年发表了一项很有成绩的研究成果。那就是用土壤中的芽孢细菌去消化 Ⅱ 型肺炎球菌的荚膜多糖,以促使身体中的吞噬细胞去吞噬肺炎球菌。这项成就加上有关土壤抗菌素研究成果,促使了瓦克斯曼暂时放下他从事了 25 年的土壤微生物的研究,而进入研究链霉素的领域中去。1943 年新泽西州的家禽病理学家 Beaudette 交给瓦克斯曼一支采自病鸡咽喉标本的培养管。瓦克斯曼把它交给一名助手进行鉴定,确定为灰色链霉菌。这是瓦克斯曼早在 1915 年就已分离出来的灰色放线菌,而这正是他从事筛选有抗菌活性的土壤微生物。灰色链霉菌正好产生链霉素,链霉素是一种有广谱抗菌活性的抗菌素,也能抗结核杆菌。在 1944 年 1 月,瓦克斯曼终于和他的两名助手(Schatz 和 Bugie)

报告了链丝菌素和链霉素对 22 种细菌,包括结核杆菌的抗菌活性。没有任何人否认是瓦克斯曼发现了链霉素及其他许多由放线菌属所产生的抗菌素。但发现链霉素能治疗人肺结核的却是 Feldman 和 Hinshaw。1933 年以后,他们两人都在 Mayo 临床医院从事结核病治疗的研究。由于结核杆菌是抗酸菌,又有一层腊质外壳,在肺里常被一层组织围绕,因而药物不易进入。因此,当时那种不可能造出新的抗痨药的观点颇占上风。

Feldman 和 Hinshaw 并没有被困难所吓倒,而是更加坚定地研究结核病的治疗。他们断定,致病结核杆菌和非致病结核杆菌有不同的特性,因此,药物必须能作用于致病的结核杆菌。他们在研究中选用了对人有致病力的 H-37Rv 株,而实验动物则采用豚鼠,因为豚鼠对 H-37Rv 株非常敏感,感染后,病情较重,并可预测病情的演变。他们选用的治疗方法则是等到结核杆菌引起严重疾病时才用药。

他们的第一个突破是使用普罗明(Promin)给豚鼠治疗结核的试验,这个试验在 1940 年开始,共进行了五个半月,证明普罗明对结核菌有抑制作用。初步的成效使他们得到了极大的鼓舞,他们加倍地努力研究,以寻找更有效的抗结核药。当 Feldman 了解到瓦克斯曼的研究情况后,在 1943 年 7 月写信给他,要求参观瓦克斯曼的实验室,并且要求瓦克斯曼让他知道什么时候能得到实验用的抗结核药物。次年 3 月,瓦克斯曼写信给 Feldman,问他是否已准备好感染结核的豚鼠,以便做实验。

准备工作已就绪,他和 Hinshaw 在 4 月初用来自瓦克斯曼的 10 克链霉素,少量持续地治疗 4 只感染了结核的豚鼠。豚鼠对治疗剂量的耐受性较好,经治疗病情也得到了缓解。这次试验的后期,在药物来源极为困难的情况下,他们又颇有远见地准备了大量受感染豚鼠,为进一步的试验打下了基础。后来药物公司同意生产他们实验所需的链霉素,并要求他们同时试验瓦克斯曼合成的链丝菌素。他们在 7～9 月重复做了两次少量试验,效果可靠。在 8 月中旬做了大批试验,他们使用了 25 只豚鼠,另外用 24 只作对照。这次实验持续了 215 天,用 49 天以结核杆菌感染豚鼠,直至需要治疗,用 166 天进行治疗。他们没有技术员,试验中,两人整整用 61 天,每天 6 小时一次给豚鼠注射链霉素。于 1944 年 12 月底提出了试验报告,结果显示,感染动物的治疗组和对照组,在尸体解剖中有明显的区别:未治疗的对照组病变广泛播散,多数情况下是破坏性的,治疗组则病灶逐渐消退,几乎不能察觉,病灶多局限于接种部位和相邻的腋窝部淋巴结。

第一个接受链霉素治疗的是一位 21 岁的晚期肺结核女患者。她在 Cannon Falls 的矿泉疗养院,经与 Feldman 等合作的 Pfuetze 医生治疗。1944 年 11 月开始使用链霉素,到 1945 年 4 月共接受了 5 个疗程的治疗。她的病情明显好转,由于控制了肺结核,两年后病灶封闭了。后来她结了婚,在 1950—1954 年间生了三个小孩。[5]

链霉素能治疗结核病的消息一经传出,危重病人及其亲属,以及世界各国的医生们都力求早日得到链霉素。在开始时,供应远远不能满足需要。迫切的要求来自世界各地,甚至有人还采用了多种政治和经济的手段以获得这种救命药。可能也出现了活跃的链霉素走私贸易。

链霉素适于治疗活动性结核。它的出现,打破了当时在医学界占统治地位的"没有一种药物能制服和杀灭人类结核"的陈腐观念。但它并不是完美无缺的,除了它对第八对脑神经有毒性的副作用外,更糟糕的是在长期用药后,结核杆菌能对链霉素产生耐药性,常可导致病人在近期好转后再次复发。现在我们了解到,联合化疗比单一用药更为有效,任何一种首选化疗剂的成效,实际上需要至少一种以上次要有效的药物与其联合使用。治疗结核之所以能成为现实,这和当时同时进行其他化疗剂的研制成功是分不开的。正当瓦克斯曼、Feldman 和 Hinshaw 等在美国创造链霉素的治疗史时,一位对酶化学感兴趣的瑞典人 Lehmann 正在 Gotebora 领导研制亦能治疗结核的对氨基水杨酸(PAS)。他比瓦克斯曼更高明些,瓦克斯曼花了 25 年时间研究土壤微生物,但他却没有从研究结核杆菌的内在活动中去寻找摧毁细菌的方法,Lehmann 在研究了有关结核杆菌的物质代谢的资料后,就设计出了 PAS 可能干扰细菌代谢的途径。1943 年 12 月,他得到了 13 克 PAS,试用于在 Sauton 培养基上生长的 BCG,结果证明了低浓度的 PAS 就能抑制结核杆菌。

瑞典研究 PAS,几乎是与美国研究链霉素是在同时间进行的。但 PAS 在瑞典的试用要比链霉素慢得多。直到 1946 年,仍有相当多的人对 PAS 的疗效持怀疑的态度,PAS 能顺利地试用,需要感谢的第一个人就是 Feldman。他在 1948 年患了肺结核,这毫无疑问是他多年来给豚鼠注射结核杆菌、制造疾病模型时给感染上的,他的好友和科研伙伴 Hinshaw 成了他的医生。Feldman 是第一个接受普罗明、链霉素和 PAS 三种药物联合用药的患者。结果疗效十分满意,他完全康复了,并于 1957 年已达退休高龄时,再度出任退伍军人管理局所属的肺病研究实验室主任。

以后数年中,人们又陆续发明了像雷米封、环丝氨酸、吡嗪酰胺等多种有效的抗结核药物,这就大大地扩展了化疗剂治疗结核病的范围。结核化疗的发明也像其他许多重要发明一样,是许多人进行研究所获得的成果。例如巴斯德最先肯定了微生物能引起疾病,科赫发现结核杆菌,瓦克斯曼研究土壤微生物,他的学生 Dubos 研究土族细菌作用于肺炎球菌的荚膜,病理学家 Beaudette 提供给瓦克斯曼放线菌菌株,Feldman 和 Hinshaw 从事了大量的临床研究,Lehmann 发现 PAS 等,还有美国、瑞典药物公司为临床试用提供了很难合成的化疗制剂。链霉素的发明,以及结核化疗的成功,是集中了多种门类的许多科学家的智慧和艰辛劳动的结晶。

注释:

[1] 高宣亮.药物的发现.北京:人民卫生出版社,1997:16－17

[2] [美]Jie Jack Li 著.药物考:发明之道.上海:华东理工大学出版社,2007:46

[3] 刘学礼著.诺贝尔奖百年鉴,蛇杖生辉:临床医学与药.上海:上海科技教育出版社,2001:16

[4] 张大庆主编.人道主义的凯歌——科学技术与20世纪的医学.太原:山西教育出版社,2002:19

[5] Julius H,刘琼华,黄世义.有益的发现——链霉素的故事.国外医学(微生物学分册).1980(1):47－50

切开的艺术

——外科学的进展

　　如今的器官移植是如此普遍和深入人心，以至于人们甚至无法想象最初的外科手术是何等残酷、血腥、粗暴。原本救人的技术却几乎每一个环节都可能置人于死地：失血、感染、疼痛。这三重障碍严重地影响了外科学的发展。面对难题，医生们知难而上，有人在自己身上做起了麻醉实验，有人用动物进行了最初的输血实验……实验—失败—再实验—再失败，无数次的失败之后，终于迎来了成功。在这成功的背后是默默奉献的一长串的名字：巴累、莫顿、辛普森、塞麦尔维斯、李斯特、兰德斯坦纳、巴纳德……

一、史前的钻颅术

古代的骨骼和颅骨可以告诉我们很多事情。在 1867 年巴黎人类学会的会议上关于秘鲁人颅骨钻孔的讨论,激发了对史前外科更多的探索。它说明原始人甚至在很古的时代便已掌握惊人的外科技术。最早的器械是用锐利的石头制成,用以取出各种异物、放血、切开脓肿及划痕等,他们还用这些器械施行大手术,例如穿颅术。并且,在秘鲁、欧洲、俄罗斯和印度的一些新石器时代的遗址中发现了钻过孔的颅骨。这种史前手术的来源和传播存在争议,但是,可以肯定的是,早在哥伦布航海前,古代的美洲和世界上其他地方已经存在着这种做法。1875 年,普卢尼埃尔(Prunières)和布罗卡得(Brocard)首先报告,在新石器时代,穿颅术为常行的手术,这是我们已有客观证据可以证明的最古老的手术。

虽然环钻术有时被称为"史前时期的脑外科手术",但一个成功的钻孔术要求移除头盖骨中的圆盘形骨片,并且不损伤脑组织本身。当科学家首次遇见这种颅骨时,他们设想这种操作是出于巫术目的而对死者进行的。但是,古人类学家已发现,那个时代一些部落的医士进行颅骨钻孔术,既是出于宗教目的,也是为了实际需要。其最常见的部位是前顶,其次是额部,也见于颞部。其手术是用锐利的燧石迅速做圆形切除。穿颅术也施行于尸体,在其生前曾行过穿颅术的颅骨上,切除一小圆骨作为驱邪物。此种曾行穿颅术的颅骨于世界各地均有发现,此点可以说明古代医学与现今的原始种族的医学相似。实际上在较近的年代里,在俾斯麦群岛、玻利维亚和秘鲁等地,有些部族仍用原始方法实行穿颅术。1874 年有一英国传教士埃拉(Ella)曾见洛亚尔提(Loyalty)群岛的人沿冠状缝行十字切开。曼奥维尔(Manouvrier)曾在新石器时代的颅骨上发现相同的残骸,并命名为"前顶 T"。

在一些实例中,这种手术可能曾是对颅骨外伤的合理治疗。也许它也是作为一种在难治情况下紧急抢救的方法,就像前脑叶白质切除术,既是抢救休克治疗方法,同时也存在巨大的风险。

史前的外科医生使用了三种钻孔方法。一种技术是用一块尖锐的石头或金属器具在选定的区域刮凿头骨,凿刻出一条弧形的沟。当这条沟足够深,大概形成一个纽扣状的小圆盘,便能够从颅骨中移去。在秘鲁,最普遍、最常用的方法是大致沿着圆形的边缘钻出一系列小孔,等围成一个圆后,用锋利的燧石或刀去除或撬开这块圆形骨头。病人可能戴着圆盘作为护身符,以避开更多的不幸。在一些地区,外科医生实施不完全的或可能带有象征性意义的环钻术。也就是说,头骨上只刻出浅浅的圆盘轮廓,但不去除骨片。一些颅骨带有薄的独木舟形的切口,构成一个矩形,但是正方形或长方形的切口也许被用于死后的宗教仪式上。

另外一个在颅骨上留下记号的外科手术称为"前顶残缺",这个手术中的"记号"是一些由烧灼引起的伤疤。带有这种特殊损伤的新石器时代的颅骨在今天的秘鲁、欧洲和印度被发现。在使用烧灼剂的准备过程中,外科医生先在头皮上做一个"T"形或"L"形的切口。烧灼法通常是把沸油或在沸油中浸过的植物纤维绳索接触于暴露的骨髓上,任何一种方法都会对覆盖在骨头上的厚纤维膜造成长久性损害。

由于穿颅的骨缘有新生骨,可见术后病人仍然生存。有时一颅上见有五个孔,是因生前反复痉挛为驱鬼而穿颅,或系于死后采取避邪骨所致,则不得而知。有时用交叉画线切除一小方块骨,据近代学者研究,用此法穿颅历时半小时余即能完成,施术时常用催眠药使病人昏迷。在近代人中仍有施行穿颅术的,例如北非的卡拜尔族(Kabyles)、达吉斯坦(Dages-tan)的山地部族、太平洋美拉尼西(Melanesia)许多地方的人,欧洲的黑山人(Montenegrins)也施用此术。所有这些手术来源于魔鬼或魔术观念者无疑较治疗观念者为多。试调查古代残毁生殖器的起源,也是来自相似观念。此种手术起源于远古,直至现今的原始民族仍有施行者。锁阴术、阉术和包皮环切术的应用也起源很古,此种手术称为外尿道切除术(mica),乃仿照女子的阴道而行,目的在断绝生育,直至现在澳大利亚人仍有行之者。这种残毁手术有时代替原始人所用的人祭,后来成为象征的形式。包皮环切术盛行于赤道非洲,称之为 ganza,常是集体施行,每年一次,男女分别进行。十五六岁的少女两腿分开坐于地上,术者用半月刀割除其阴蒂,经常是伤及小阴唇,有时伤及大阴唇。在乌班吉(Ubangi)和沙里(Chaff)地方此种残伤习俗极为普遍。

外科手术虽起源于魔术观念,但常可发现它有实用意义。在远古时代的骨骼中,常可见到曾行断肢术和别种合理手术的证据。新石器时代的石锯和骨锯能于几分钟内完成断肢术。青铜器时代已能使用刀、锯、锉和许多其他外科器械。

古希腊的医生在钻颅时使用的是螺旋钻。为了防止钻颅工具过热,医生用水把工具淋湿,去除头皮后,在将施行手术的部位用易冲洗的墨水做上记号。罗马医生盖仑建议外科医生在颅骨受伤的部位周围钻孔,然后用弯刀和锤子把孔连起来。在中世纪,钻颅是和迷信联系在一起的。在后来的几百年里,钻颅经历了鼎盛时期。人们钻颅治疗疑难的眼病和梅毒引起的骨疡,还发明了带快旋固定杆和可旋转小锯的骨钻,即斯库尔特图斯旋转锯,它可以锯断两个钻孔间的骨头。[1]

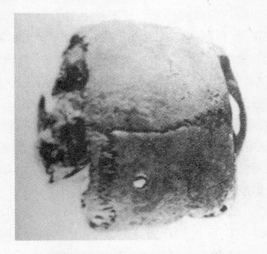

青海柳湾 1054 号墓出土的有钻孔的颅骨

二、理发师与外科学

中世纪的医学家虽然学习和教授外科学,但是他们自己并不动手,因为他们认为拿手术刀是十分丢脸的事,他们只是监督助手进行手术。这些助手大多是他们从铁匠、刽子手、澡堂工和理发师行业里招募来的。

这些助手除了干自己的本行外,还施行一些外科小手术,比如放血、灌肠、包扎、正骨、外伤、皮肤病等。澡堂工会给病人皮肤做杯吸治疗,这种方法不仅用于疾病的治疗,而且也用于预防疾病,人们认为这样可以保持机体健康,其方法非常类似中医的拔火罐。放血也是当时常见的疗法之一。澡堂工或理发师给病人的手臂上系上绷带,阻止血液下流,切开凸显出来的静脉血管。健康人也要做这样的手术,接受放血是当时僧侣的教规。放血手术当时只能给十七岁以上的人施行,放血的血管都被标示在人形图上,图上的两边画着动物,人们认为这些动物控制着相应的静脉血管和身体部位及器官。理发师给人放血后还会把沾上鲜血的绷带挂在门口的柱子上,以此来招揽顾客,昭告大家这家理发店还兼做外科手术治疗。久而久之,门口缠绕着带血绷带的柱子就成了理发店的招牌。现在的理发店门口总要放一个红蓝相间不停旋转的霓虹灯,就起源于当时的理发店标志。最初红色代表动脉,蓝色代表的是静脉,之后又为了美观及相互区别,各个理发店的霓虹灯就有各式各样的色彩。

渐渐地,这些助手发展成了一个独立的手工行业。当时从事被人鄙视的手术职业的人,自己的脸上也无光。尽管皇帝一再颁布实施法令,强调外科和从事外科治疗行业的"高尚",但几百年来,人们仍然固守着传统的偏见。

法国人巴累(Ambroise Paré,1510—1590)原本也将被他父亲培养成为一位理发师外科医生,他在家乡向理发师学完了放血、灌肠、杯吸、包扎、正骨、骨折治疗和其他外伤的治疗,后来成为了军事外科医生,参加了德法战争。

正如弗兰西斯·培根所说,火器这样一件轰动世界的发明,前人是无法了解的。尽管火药早在13世纪就引入了欧洲,但直到14世纪,火炮的最初蓝图才出现。因此,为了寻找对火器伤害的合理疗法,内科医生不得不用类比法来讨论。约翰·维戈(John Vigo,1460—1525)是第一个特别描述新型战争中外科问题的人之一,他认为火器伤是有毒的。传统上,有毒的伤口如被蛇咬伤,要用烧灼来中和。因此,为了使火器造成的裂开、非常深的伤中和,维戈推荐使用沸油。当巴累开始军医生涯时,他用了维戈的方法。[2]在一场特别激烈的战斗以后,巴累用光了接骨木油。他被迫放弃用沸油治疗的办法,而代之以用鸡蛋黄、玫瑰油、松节油做成的油膏去覆盖创面。当他第二天一早去探视病人的时候,他获得了一个完全意想不到的发现。他这样报告:"我发现,这些用油膏治疗的病人只在伤口处稍稍有一点疼痛,没有罹患任何炎症或肿胀,他们度过了一个安宁的夜晚。而那些用沸油治疗的病人,发着热,创口区域疼得厉害,并且肿胀发炎。因此我决定不再用这种可怕的方法烧灼伤口。"这种养护性的伤口处理方法,不仅让受伤者感到舒服,甚至防止了并发症,从此不人道的沸油治疗法消失了。[3]

在战场上,除了火器伤以外,出血也是外科医生最常遇到的危急情况,治疗的办法就像用热油烧灼伤口一样,医生通常采用烧灼方法治疗伤口出血。巴累认为这种方法没有必要,采用结扎血管的方法同样可以达到止血的目的,而且结扎法比烧灼法痛苦小。战场上由于刀枪剑戈的混战,导致士兵肢体伤残的情况时有发生。为了帮助受伤的士兵恢复正常的生活,巴累开动脑筋,研究肢体残伤问题,他设计了许多精巧的人造假肢和人造关节,其巧妙的构思在现代人眼中依然没有落伍。

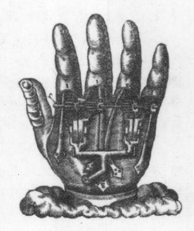

巴累设计的机械手

不可否认的是,巴累以他的聪明才智扭转了外科医生地位低下的局面,使传统的外科有了重大的进步。1541 年巴累回到巴黎后,他的老师鼓励他把这项经验介绍出来。1545 年他写了《论枪伤的治疗法》。这是他写的第一本书。巴累所改革的创伤治疗法的确较旧法为佳,所以两年后这本著作就被译成了德文,几年后被列为法、德、意、西班牙等国的军队外科手册。1552 年巴累再度担任军医,他的熟练的外科技术引起了国王亨利二世的注意,很快被任命为国王的外科侍医,这使当时深受歧视的穿短衣的外科医生的地位大为提高。1564 年他又发表了《外科学教程》一书,其中叙述了手术时结扎血管止血法的优点。由于巴累不会拉丁文,他的著作《创伤治疗》等书籍都是用本国的文字(法文)写成,这在文艺复兴时期也是一种改革。虽然巴累受到保守派的攻击没能进入索尔本学院,但终于在 1554 年成为圣·科斯马斯(St. Cosmas)学院的成员,他的学生有几位后来成为著名的外科学家。

巴累原本不愿意写作,但最终促使他决定写作的是一位名叫艾廷纳·戈麦伦的传统主义医生。这位医生在一篇文章中对巴累进行长篇的诽谤,特别是对动脉结扎术进行攻击。于是,巴累开始写书还击这位名医。他著名的著作《安布烈斯·巴累全集》(又称《外科十书》)于 1575 年在巴黎出版。由于他在外科上应用人体解剖学知识,使传统的外科有了重大的改变,并使外科医生的地位也得到了提高。即便如此,外科医生能做的手术和现在相比实在是太少了,因为疼痛、出血、感染这三大难题使很多外科手术无法开展。

三、扫除障碍

1. 无痛手术

自古以来疼痛是外科领域的一大难题，早些时候的止痛方法是不完全的。只有中国历史上的三国时代，华佗创用麻沸散止痛，这是世界历史上使用麻醉药的最早记录。欧洲也有麻醉药的记载，但都不是很科学。据可靠的文献记载，世界上很多民族都曾经实施过原始、粗笨的麻醉术。比如用冰块或雪水使身体麻木，或者紧扎肢体使之麻木，直到18世纪末和19世纪初，也还是用某些器械来压迫神经，使人失去知觉。真正的麻醉法是由一氧化二氮（即笑气）和乙醚、氯仿这三种全身麻醉药在19世纪中叶兴起的。

19世纪初，由于化学的发展，促进了麻醉药的研制。最早发现一氧化二氮有麻醉作用的是英国的化学家戴维（Davy，1778—1829），他在1800年就知道在出血量较少的外科手术中，一氧化二氮具有止痛作用，但是这一发现却没能及时在临床推广。1800年，戴维在给朋友的一封信中，叙述到他吸入一氧化二氮以后的欢乐、快慰的感觉，因此一氧化二氮也称作"笑气"，可惜戴维的体验没有得到英国人的重视。笑气可以引发人难以控制的狂笑，所以美国人就把这种气体用于杂技等娱乐表演。在美国的乡村和小镇，经常出现一些民间艺人手推着装有笑气袋的小车，沿着村镇巡回表演，并从中收取酬金。1842年，美国杰斐逊乡镇医生朗格（Long，1815—1878），看到人们嬉戏玩耍时吸入一氧化二氮后产生了一种对疼痛不再敏感的效果，大受启发。由此他竭力寻找比氧化亚氮更好的麻醉药，在一次实验中朗格有幸发现乙醚具有麻醉作用。同年的3月30日，他将乙醚用于外科手术，切除了一患者头部的囊肿，这是最初使用乙醚的尝试。但由于地处偏僻，他的这一发现没能为世人所知。

1844年，美国牙科医师韦尔斯（Wells，1815—1848）在康涅狄格州哈特福德行医，从一次有关笑气的巡回演讲和表演中注意到氧化亚氮有止痛作用。他亲自吸入氧化亚氮，让另一牙医拔下自己的一颗牙，术中毫无痛感。后来他学会了制造氧化亚氮的方法，将其用于牙科手术，获得了成功。因此，韦尔斯是公认的麻醉法的创始人之一，是最早在临床实践中使用麻醉药的第一人。因急于公布他的发现，1845年，韦尔斯在得到同事莫顿的资助后，在马萨诸塞综合医院演示氧化亚氮麻醉手术，但因多种原因，术中病人大叫,表演失败,韦尔斯在一片嘲笑和叫骂声中被赶出了演示厅,为此韦尔斯很是沮丧和懊悔。当时韦尔斯的朋友莫顿目睹了他的失败,但莫顿深信,这条道路是正确的。莫顿曾从他的老师查尔斯(Charles)那里获悉乙醚有麻醉作用,他想氧化亚氮既然不可靠,那么乙醚又如何呢?他便在家中进行动物试验和自身试验,获得了满意的效果。1844 年,莫顿把乙醚应用在拔牙手术中,后来他到马塞诸塞州的医院里推荐他的麻醉药。1846 年,乙醚的麻醉作用得到许多医生的认可。1846 年底,莫顿在美国《波士顿医学杂志》上发表了乙醚麻醉法的论文。第二年,英国的爱丁堡大学产科学教授辛普森(Simpson,1811—1870)看到莫顿的报告,把乙醚用在产科手术中。1846 年 10 月 16 日,经过他的好友杰克森推荐,莫顿来到了著名外科医生沃伦的手术室,第一次进行乙醚麻醉的公开表演,麻醉效果非常好,患者自始至终没有疼痛感。人们折服了,在场的著名外科医学家比奇洛断然当众宣布:"我今天所见的事情,将会风行全球。"不久,乙醚麻醉术开始在世界各国推广。

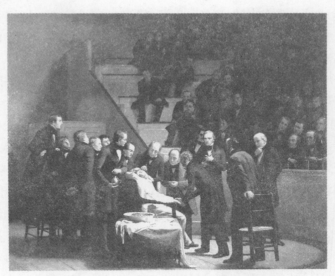

波士顿麻省总医院第一例成功的麻醉外科手术

1847 年英国的爱丁堡大学产科学教授辛普森看到莫顿的报告,把乙醚用在产科手术中。只是一个最大的问题是:乙醚麻醉不适合产妇,因为对肺部的刺激太强会引起咳嗽。辛普森为了找到更适合产妇的麻醉剂,甚至在自己的房子里建起了一个"气体实验室",在里面吸入各种气体。通过他的勇敢尝试证明了大部分气体都不适合，很多气体还有毒。几个月后仍毫无进展，就在一筹莫展之际，他偶然想起了氯仿。他和助手进行了自体的试验，都吸入了氯仿的气体，感到意识渐渐消失。之前与同事约好，在他和助手无意识时用针刺他们，结果他们对此毫无感觉。又经过多次试验并成功后，这一麻醉方法开展推广开来，氯仿成了第三种重要的麻醉药。[4]

　　自从这些全身麻醉药发现不久，人们又在寻找不使全身失去感觉，而只是使病变局部的感觉消失的药物。1884 年，维也纳医生科勒（Carl Koller）最先把可卡因（cocaine）应用到眼科手术，然后又应用到鼻和其他部位，这样逐渐发明了局部麻醉。不久有人用可卡因做皮下注射。1885 年，美国的霍尔斯特德（William Stewart Halsted）曾设想把可卡因注射到神经内，以后库欣（Harvey Cushing）实现了这一设想。再以后美国人科宁（Cornind）把可卡因注射到脊椎管内，发现这样可使下半身的感觉消失，即所谓的腰麻。1905 年，艾因伯尔（Einbore）合成了奴夫卡因，以后便有了更为安全有效的普鲁卡因和利多卡因等局部麻醉药的问世。自从麻醉法发明以后，外科学的发展相当迅速。在麻醉法发明以前，评价外科手术的好坏是以速度作为标准的。有了麻醉法以后，外科手术就可以比较安全地进行了，不再因患者疼痛挣扎不能实施，以前无法进行的大手术也可以在患者无痛的情况下实施。麻醉法不仅给当时的外科、牙科带来了福音，而且也给后来的产科等各科手术患者减轻了痛苦。所以麻醉法的发明和应用是 19 世纪外科学领域的重大突破。

2. 无菌操作

　　外科手术中的第二大障碍是感染。在消毒法出现之前，很多病人在手术后因为感染而死去。

　　首先想到消毒的是塞麦尔威斯（Ignaz Philipp Semmelweis，1818—1865），他生于匈牙利首都布达佩斯附近，父亲是一位十分有钱的杂货商。塞麦尔威斯在布达佩斯和维也纳学习法律，后来学习医学，并于 1844 年获得医学博士学位，1866 年他成为维也纳产科医院的助理产科医生。就是这位年轻的产科医生，发现了当时严重威胁产妇生命的产褥热是因为医生的手不干净造成的。他做产科医生的时候，普通产科病房的死亡率达到 30% 以上。他发现学生接生的病房死亡率更高，而护士接生的病房死亡率稍微低一些。经观察发现，学生们常常是在上完解剖课以后，没有洗干净手就去给产妇接生。根据塞麦尔威斯的提议，自 1847 年 5 月中旬起，第一病房的医生在检查孕妇或产妇以前,都要用漂白粉溶液清洗双手,并用刷子仔细刷洗指甲缝。这项简单的措施实行两个月,就使第一病房的产褥热死亡率骤降。1848 年又坚持实行一年,全年 3 557 名产妇中死于产褥热者 45人,死亡率仅 1.3%;而且这一年中竟有连续两个月没有产妇死亡,这是历史上从未有过的奇迹。但是塞麦尔威斯的做法还是遭到他的上级的反对,于是他不得不离开维也纳,到布达佩斯担任布达佩斯产科学的教授。1861年他发表了关于产褥热的病因和预防的书籍,并且公布了自己对产褥热预防的办法。塞麦尔威斯是凭经验预防了产褥热,他并不知道什么是微生物,但是他的做法实际上是消灭微生物的有效措施。塞麦尔威斯的结局非常不幸,他因强烈的精神刺激而致精神失常,并被收入精神病院。后来在一次偶然的事件中,竟因伤口感染死于败血症。[5]

不过他的牺牲换来的是在他之后,李斯特(Joseph Lister,1827—1912)发明了石炭酸消毒法,并实施了第一例抗菌手术。感染的难题终于解决了。

李斯特的父亲是伦敦的一位酒商,他在闲暇的时候很喜欢研究透镜,所以在透镜的改良上做过贡献。李斯特继承了父亲喜欢研究的性格。李斯特 1852 年毕业于英国的伦敦大学,以后又到爱丁堡专攻外科,在老师赛姆(Syme,J)的指导下工作,1860 年被聘为格拉斯哥(Glasgow)大学的外科教授,1869 年被选为爱丁堡的外科教授,1877 年被聘为伦敦皇家学院的教授。当时外科的重大问题是多数患者在手术后发生败血症,或者是类似丹毒的情形。据李斯特的记载,在断肢术的病人中约有一半患者死于这些疾病。正在这时,李斯特获悉巴斯德发现发酵是由于微生物引起,由此得到启发,李斯特猜想败血症等疾病也是微生物造成的。于是借鉴巴斯德的消毒方法,他试用过氯化锌等物质,最后试用石碳酸并获得了成功。1865 年8 月 12 日李斯特施行了他的第一例抗菌手术,开创了外科学上的新纪元。所有接触手术创口的东西全都用石炭酸溶液洗过,以求无菌,甚至连手术演示室的空气都用石炭酸溶液喷雾消了毒。成功的结果证实了李斯特的理论。反之,直到此法应用之前,他的诊所和其他诊所一样,化脓和坏疽都很猖獗,截肢病人的病死率都超过 50%。在介绍了"抗菌"(antiseptic)措施后的头三年内,这数字下降到 15% 左右。此后,化脓、坏疽和丹毒变得稀少了。[6]

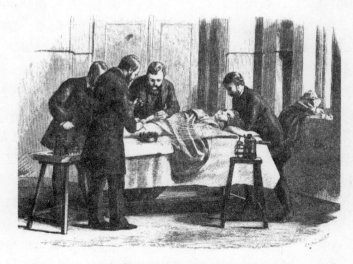

李斯特对手术室进行石炭酸消毒

两年以后,根据实验结论总结出两篇论文,发表在《柳叶刀》(Laneet)杂志上。虽然遭到了很多人的攻击,但是李斯特仍然坚信他的消毒方法是正确的,继续坚持他的做法,并把这一方法逐渐改进。在普法战争后期,石碳酸消毒法普遍采用。自从有了麻醉法,特别是有了石碳酸消毒法以后,许多复杂的腹部手术都得以实施。李斯特不仅用石碳酸清洗伤口,而且还用石碳酸消毒手术台、手术室,并用复杂的包扎法将伤口包裹好。这些措施大大减少了因手术感染、化脓的死亡率。

但是至此,伤口的感染问题并没有得到彻底解决。1886 年德国人别格曼(Bergmann,1836—1907)采用了高压消毒气进行外科消毒,也就是说到了 19 世纪末,人类才真正进入无菌外科手术的时代。

3. 输血疗法

外科手术中的最后一个障碍则是手术中的失血问题。虽然学者们早就想到过输血的办法,但仍是失败居多,直到血型发现后这一难题才得以真正解决。

血型的研究过程从一开始就和输血疗法密不可分。人们通过研究和总结人类 300 多年以来输血历史的成功与失败的经验,最终发现了人的血液可以分成不同的类型,为安全、有效地使用输血医疗方法铺平了道路。因此,我们要想了解血型的发现过程,就必须先从输血的历史谈起。

1665 年的一天,英国科学家查理·罗尔看到一条小狗出了意外,失血过多,小狗濒临死亡。查理·罗尔灵机一动,想出了一个可能拯救小狗生命的方法。他尝试着将一条健康狗的血管间接地与那条奄奄一息的小狗的血管连通,过了一会儿,奄奄一息的那条小狗神奇地起死回生了。查理·罗尔的这种使血液得到补偿的有效方法,使人们第一次认识到在不同个体间输血是可能的。这个 300 多年前的实验是后来输血术发展的萌芽。

1668 年,在法国医生丹尼斯的诊室里,一位年轻的妇女恳求医生把羔羊的血输入她性格暴戾的丈夫的身体里,她的丈夫也很想通过输血,让羊羔温顺的性情改变自己暴戾的性格。因为在古代,人们曾将血液视作是"灵魂的主宰"、"性格的象征",因此当时的人们有这种想法也是可以理解的。丹尼斯医生出于无奈,被迫答应了他们的请求,开始进行人类历史上第一次为人体输血的工作。但是很不幸,就在为这名男子输入羊血时,悲剧发生了,这名男子突然心跳加快,痛苦万分,最后在一阵歇斯底里的狂躁后死去了。丹尼斯医生因此被人指控为"过失杀人"而入狱,从此再也没有人敢采用输血的技术了。[7]

1818 年的一天,英国的生理学家兼妇产科学家詹姆士·博龙戴尔医生接收了一位难产的孕妇。在孕妇生产时突然发生了大出血,如果不及时给孕妇输血,她就必死无疑。善良的詹姆士医生为了拯救孕妇的生命,在征得孕妇丈夫的同意后,果断地作出决定,立即为孕妇输血。在丹尼斯医生输血事件沉寂了 150 年后的这一天,詹姆士将一名健壮的男子的血输给了那位失血过多的产妇,终于使她得救了。同年 12 月 22 日,詹姆士医生在伦敦医学年会的讲台上作了人与人之间输血成功的第一例报告。但随后的多次实验证明并非每个受血者都能够获得救治,甚至有的还出现严重的生理反应而加速了死亡。看来输血技术还存在许多理论问题未能得到解决。

在以后的几十年里,许多科学家都在思考着这样一个问题:"为什么有的人输进别人的血安然无恙,而有的人却会出现不良反应,甚至导致死亡?" 1875 年,兰多伊斯(Leonard Landois,1837—1902)发现人与人之间输血时出现输血反应是因为两种血液混合后出现红细胞凝集现象,而当时并不清楚这种凝集现象的机制。1895 年,比利时科学家朱利·波第特发现不同动物的血液混合后会发生凝集,其原因是任何种类的血浆内均含有一种被称之为"凝集素"的特殊物质,这种物质具有将其他种类红细胞凝集的特性。

1900 年,奥地利医生卡尔·兰德斯坦纳(Karl Landsteiner,1868—

1943)在维也纳病理研究所工作时发现,异体人血输入后,红细胞会发生凝集与破裂。他将血清学方法引入血型研究,结果发现甲者的血清有时会与乙者的红细胞发生凝集的现象。该现象当时并没有得到医学界足够的重视,但兰德斯坦纳敏感地意识到这一现象的存在对病人的生命是一个非常大的威胁。兰德斯坦纳对该问题非常感兴趣,并开始了认真、系统的研究。经过长期的思考,兰德斯坦纳想到:会不会是输血人的血液与受血者的血液混合产生病理变化,从而导致受血者死亡呢?1900年,他用22位同事的正常血液交叉混合,发现红细胞和血浆之间发生反应,也就是说某些血浆能促使另一些人的红细胞发生凝集,但也有的不发生凝集。于是他将22人的血液实验结果编写在一个表格中,通过仔细观察这份表格,他终于发现了这些人的血液按红细胞与血清中的不同抗原和抗体分为许多类型,于是他把表格中的血型分成三种:A、B、AB。不同血型的血液混合在一起就会出现不同的凝血、溶血现象,这种现象如果发生在输血时,就会危及人的生命。兰德斯坦纳对发生凝集反应作出了科学的解释,即红细胞膜上有两种特异结构(A、B凝集元),可单独存在,也可同时存在。在血清中有两种特异结构的抗体——凝集素,如果红细胞膜上特异结构A、B凝集元与血清中有两种特异结构的抗体凝集素相遇,就会产生凝集反应,输血时如果遇到这种情况,就会发生溶血反应。1902年,兰德斯坦纳的两名学生(邓肯和赫兹菲尔德)把实验范围扩大到155人,发现除了A、B、AB三种血型外还存在着第四种类型,后来称为O型。到1927年经国际会议公认,采用兰德斯坦纳原定的字母命名,即确定血型有A、B、O、AB四种类型。至此,现代血型系统理论正式确立。

由于历史上输血尝试屡遭失败,一般医学家已把输血视若畏途,但仍有很多科学家在进行这方面的实验。让人预想不到的是:第一次世界大战爆发,由于战争中救护伤员的迫切需要促进了输血技术的发展,输血成为保障伤员性命的重要手段。奥登堡第一次将兰德斯坦纳血型鉴定的凝集反应应用于输血前的配血试验,发现只有红细胞和血清混合后不凝集的人之间才能进行输血,居然大获成功,挽救了大批伤员。以后随着输血实践的积累,输血的安全性逐渐提高。到了20世纪20年代末,在欧洲、北美的大医院已普及输血这一医疗急救措施。兰德斯坦纳的研究找到了以往输血失败的主要原因,为安全输血提供了理论指导。

科学是无止境的,对于血型的研究也不例外。1940年,兰德斯坦纳与维纳用恒河猴的红细胞注射到豚鼠腹腔,经反复注射后,发现豚鼠血清中出现了抗恒河猴红细胞的抗体(即 RH 抗体)。用含有 RH 抗体的血清与人的红细胞混合,发现有 85％的白种人血液发生凝集,说明这些人的红细胞中含有 RH 抗原,故称 RH 阳性血型;另外 15％的人的血液不凝集,说明其红细胞不含 RH 抗原,故称 RH 阴性血型。这样另一套血型系统产生了,即 RH 血型系统。其实在人类的血型中还有很多的秘密,相信随着科学技术的进步,经过科学家们不懈的努力,人类定会在人与人之间的血型分类、鉴别上得出更加深入和细致的结论。

至此,外科手术的三大障碍终于全部消除,外科进入了全新的发展阶段。

四、从切除到重建

虽然外科有了长足进步,但光靠切除病变部位还是无法解决所有的疾病。人们于是希望用新的器官来代替旧的、损坏的器官,而且这一想法可谓历史久远。早在 250 年前,法国医生、哲学家拉美特利在笛卡尔"动物是机器"观点的影响下,提出了"人是机器"的著名论断。他认为人和动物一样,也是机器,是"许多机械的集合"。他将一切生物的躯体视为复杂的机械装置。拉美特利的思想为器官移植奠定了哲学基础。目前,移植外科的发展已经成为一个引人注目的趋势。

19 世纪的欧洲,人们为了实现用新的器官替换功能低下器官的愿望,进行了艰难的器官移植的实验研究。早在 1869 年,瑞士医生瑞弗丁(Jacques Reverdin)就曾描述了成功的皮肤移植。这种自体移植很快用于治疗溃疡和烧伤,皮肤移植导致了"重建外科"的兴起。

首先是维也纳的外科医生维尔曼(Vilman)进行了肾移植实验,他把摘出的肾成功地移植到同一条狗的颈部。这种从生物体内取出器官移植于其他部位并使之具有功能的实验,为器官移植技术的建立提供了重要依据。器官移植的关键是血管吻合术。1905 年法国里昂的卡雷尔(Alexis Carrel)医生创立了血管缝合技术,并成功地进行了动物的肾移植、尿道膀胱吻合等手术实验,还进行了异位性心移植实验,将一只小犬的心脏移植于另一只大犬的颈部,术后供心心跳达 1 小时。1906 年法国医生雅布雷(Jaboulay)进行了多种动物的移植实验,但都由于排斥反应而未能成功。当时除了进行同种移植实验外,有些医生还尝试了异种移植,也因不了解移植器官和受者的相互关系,特别是免疫反应,均以失败而告终。然而,这些尝试为以后的器官移植奠定了基础。

在20世纪30年代,Gayei医院进行过胰腺移植的动物实验。1936年乌克兰医生渥鲁沃伊(Vorouoy)也进行了同种异位移植,他把尸体肾移植于急性肾功能衰竭患者的腹股沟,病人36小时之后死亡。1952年巴黎的一家医院摘除了一例患者的损伤肾,用患者母亲的活体肾成功地为这位患者做了移植手术。但由于排斥反应,同种移植与异种移植一样,也落了一个悲惨的结果。尽管器官移植的进展十分艰难,经过了几十年的科学实验,科学家们积累了经验,找出了问题所在,为揭开医学史在器官移植上的新篇章拓展出了一条新路。

临床器官移植的首例成功是1954年美国医生默里(Murray)在一对孪生儿之间进行的肾脏移植手术。因为孪生儿的组织具有相同抗原,受体的免疫系统没有把移植物"视"为异己,所以没有排斥反应,术后患者状态良好,后来还结了婚,有了孩子。这是人体器官移植划时代的标志,它填补了医学史上的空白,实现了人类的梦想。继1954年肾移植成功之后,1955年休默(Hume)医生在肾移植中使用了类固醇激素,效果很好,使同种移植成为可能。1956年戈德里奇(Goodrich)医生进行了肝移植的动物实验;同年唐纳尔·托马斯又做了第一例骨髓移植术,并获得成功。1960年美国夏姆威等医生又进行了狗的心脏移植实验,生存时间为4天至5个星期。1963年哈蒂(Hardy)医生在临床上进行了肺移植。

器官移植史上最激动人心的是1967年南非巴纳德医生进行的心脏移植。1967年12月8日在南非开普敦的一家医院中以巴纳德教授为首的、人数达30人的手术小组,为一位55岁的病人华希坎斯基移植心脏,这是世界上将心脏移植用于临床的第一个实例。病人在同年12月21日死亡。[8]紧接巴纳德之后,1967年12月6日美国纽约的迈毛尼迪兹医院的胸外科医生埃德里昂·康特劳比进行了第二例心脏移植术,仅比巴纳德医生的第一例心脏移植晚3天。遗憾的是,在术后5小时,移植了心脏的婴儿体温开始下降,出现了呼吸性酸中毒和代谢性酸中毒。心脏移植儿在手术后6小时心脏停止了跳动。康特劳比医生以沉痛的声音宣布手术失败了。1968年新年伊始,巴纳德医生又为另一位病人——牙医菲利普·布赖贝克移植一个新心脏。然而,患者不久就因感染肺炎而死亡。

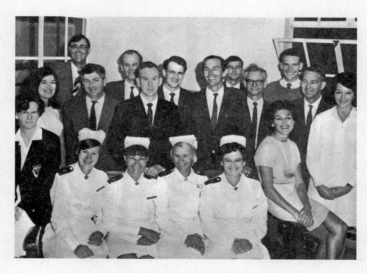

南非心脏移植外科小组的成员

在各国医学家的努力下，器官移植技术不断完善，迅速发展。器官移植工作在世界各国陆续开展起来。仅 1968 年在全球范围内共进行了 110 例心脏移植手术，有 22 个国家的 64 个手术小组参与其中。

由于高科技的发展，移植技术日趋完善和精湛，异位性移植和多器官移植更为普遍，多器官移植和组织细胞移植正在广泛应用于临床，特别是细胞移植不需要做血管吻合，其有广阔的前景，脑移植也广泛地开展起来。1982 年 5 月，世界上实行了第一例人类脑移植手术，由瑞典的神经外科教授欠克伦德等人完成。他们成功地将震颤麻痹病人自身的肾上腺髓质移植到脑内的尾状核头部。此后，又做了三例，均获成功。这一创举开了人类脑组织移植的新纪元，推动了器官移植向纵深发展。[9]

在过去的几十年里，器官移植提供了一个转向"替代外科"的例子。同时，像髋关节、中耳、骨、心瓣膜之类的假体和人造器官、人工内耳已经成为常规治疗。人工替代也表明了在最近几十年里学科间的相互渗透。外科的发展需要与下列学科密切合作：生理学、工程学、药理学和免疫学，以及依靠电子工业、冶金工业和塑料工业的进步。考察现代外科可以看到三个连续又重叠的发展阶段：第一阶段是切除的时代，接着是恢复的阶段，第三阶段日益重视替代与重建，以生物或人工的器官与组织植入受损的机体。这个阶段需要更系统的治疗方法，也许它会打破外科和医学其他学科间由来已久的传统界限。

注释：

[1]　卡尔格·德克尔.医药文化史.姚燕,周惠译.上海：生活·读书·新知三联书店,2004：142

[2]　洛伊斯·N·玛格纳.医学史.上海：上海人民出版社,2009：186

[3]　甄橙主编.走进神奇医学.北京：北京大学医学出版社,2005：30

[4]　程之范.中外医学史.北京：北京医科大学,1997：54－55

[5]　杨兴海编著.古今医学史话.北京：中医古籍出版社,2009：48

[6]　文兹梅尔原.世界医学五千年史.马伯英,李莹,林海群译.北京：人民卫生出版社,1985：144

[7]　芩宇飞,刘生利主编.诺贝尔获奖人物全传 生理学医学卷(二)(1920—1936).长春：吉林摄影出版社,2005：56

[8]　尚云主编.物源小百科.上海：上海社会科学院出版社,1990：198

[9]　张大庆主编.人道主义的凯歌——科学技术与 20 世纪的医学.太原：山西教育出版社,2002：151

破译密码

——从遗传学到人类基因组

人们很早就知道：子女和父母总是长得异常的相像，父母的疾病往往子女也会有。似乎有相同的规律在支配着一切。究竟这规律是什么？为何能控制相貌和疾病？出于人类特有的好奇心，科学家们先是用豌豆和果蝇进行了实验，发现了今天人们所熟知的遗传定律。可是这些定律毕竟只是一种推论，很自然地，好奇心又驱使人们探究其背后的物质实体及其实体的结构。于是，在科学家们一步步的努力下，染色体、核酸、DNA、密码因子……一个个超微的实体结构被发现，其中如天书般的规律被破解，展现在人们面前的是精彩纷呈的关于我们自身的秘密。科学家们的每一点收获都可谓费尽心机。

一、豌豆的启示

19 世纪下半叶,在达尔文研究物种起源时,另一种探索生物繁衍和进化的内部因素的精细实验开始了,这就是奥地利神父孟德尔(Gregor Mendel,1822—1884)所进行的豌豆杂交实验。

孟德尔出生于奥地利摩拉维亚的海因申多夫村。其父是个农民,素性酷爱养花,因此,孟德尔自幼养成了养花弄草的兴趣。这也许是这位科学家后来在豌豆实验上成名的一个最初的契机吧!孟德尔的童年不但平常,且有些寒苦。整个小学可以说是在半饥半饱中念完的。中学毕业后,主要靠妹妹准备做嫁妆的钱,他才读了欧缪兹学院的哲学系。大学毕业后,21岁的孟德尔在老师的建议下,进了设在鄂尔特伯伦的修道院当了一名修士。如果说童年的孟德尔是在贫寒中度过的,那么青年的孟德尔则饱历了生活道路的坎坷。孟德尔不满意于修道院单调、古板的修士生活,兼任了布尔诺一所实验学校代课教师的职务。他曾两次申请转为正式教师,但经考试后均名落孙山。1847 年孟德尔成为天主教神父。1851 年被修道院派往维也纳大学学习物理、数学和自然科学,1853 年返回修道院教授自然科学。[1]

在孟德尔看来,仅仅依靠自然选择等外部条件不可能形成新种,他认为生物繁衍和进化必有某种内部因素。于是从 1854 年起,孟德尔用 34 个豌豆株系进行实验。在达尔文发表《物种起源》的时候,孟德尔修道院那 20多平方米的植物园中,豌豆正茁壮成长。

孟德尔开始研究植物杂交工作,所用的实验材料是豌豆。他选用了 22个豌豆品种。按种子的外形是圆的还是皱的、子叶是黄的还是绿的等特征,把豌豆分成了 7 对相对的性状。然后,按一对相对性状和两对相对性状分别进行了杂交实验,得到了如下的一些结果:① 一对相对性状的杂交实验:孟德尔通过人工授粉使高茎豌豆跟矮茎豌豆互相杂交。第一代杂种(子一代)全是高茎的。他又通过白花授粉(自交)使子一代杂种产生后代,结果子二代的豌豆有 3/4 是高茎的,1/4 是矮茎的,比例为 3∶1。孟德尔对所选的其他 6 对相对性状,也一一地进行了上述实验,结果子二代都得到了性状分离 3∶1 的比例。② 两对相对性状的杂交实验:孟德尔又用具有两对相对性状的豌豆做了杂交实验。结果发现,黄圆种子的豌豆同绿皱种子的豌豆杂交后,子一代都是黄圆种子;子一代自花授粉所生的子二代,出现 4 种类型种子。在 556 粒种子里,黄圆、绿圆、黄皱、绿皱种子之间的比例是 9∶3∶3∶1。通过上述实验材料,孟德尔天才地推出了遗传的基本原理。

一、分离定律。孟德尔假定,高茎豌豆的茎之所以是高的,是因为受一种高茎的遗传因子(DD)控制。同样,矮茎豌豆的矮茎受一种矮茎遗传因子(dd)控制。杂交后,子一代的因子是 Dd。因为 D 为显性因子,d 为隐性因子,故子一代都表现为高茎。子一代自交后,雌雄配子的 D、d 是随机组合的,因此子一代在理论上应有大体相同数量的 4 种结合类型:DD,Dd,dD,dd。由于显性隐性关系,于是形成了高和矮 3∶1 的比例。因此,不同遗传因子虽然在细胞里是互相结合的,但并不互相掺混,是各自独立可以互相分离的。后人把这一发现,称为分离定律。

二、自由组合定律。对于具有两种相对性状的豌豆之问的杂交,也可以用上述原则来解释。如设黄圆种子的因子为 YY 和 RR,绿皱种子的因子为 yy 和 rr。两种配子杂交后,子一代为 YyRr,由于 Y、R 为显性,y、r 为隐性,故子一代都表现为黄圆的。自交后它们的子二代就将有 16 个个体,9 种因子类型。因有显性、隐性关系,外表上看有 4 种类型:黄圆、绿圆、黄皱、绿皱,其比例为 9∶3∶3∶1。据此孟德尔发现,植物在杂交中不同遗传因子的组合,遵从排列组合定律,后人把这一规律称为自由组合定律。

孟德尔从 1856 年开始,经过 8 年的潜心研究,得出了上述两个遗传学定律并写成题为《植物杂交实验》的论文。在一个好友、气象学家的鼓励与支持下,他于 1865 年 2 月 8 日和 3 月 8 日举行的布尔诺学会自然科学研究会上,报告了这一论文。与会者很有兴致地听取了他的报告,但大概并不理解其中的内容,因为既没有人提问题,也没有人进行讨论。不过该会还是于 1866 年在自己的刊物《布尔诺自然科学研究会会报》上全文发表了这篇论文。

论文总结了他的试验结果和发现,提出了相当于现代科学所说的"基因"和"遗传单位"的概念。

由于孟德尔的工作,使得遗传学变成了科学,他开创了用数量统计方法研究遗传规律的道路,被称为"植物学上的拉瓦锡"。遗憾的是,孟德尔如此伟大的成就在当时并没有引起同时代人的注意。在他逝世 16 年后,孟德尔定律被德弗里等人重新发现。1900 年,是遗传学发展史上值得纪念的一年。这一年,荷兰植物学家德弗里、德国植物学家柯仑斯、奥地利植物学家丘歇马克三位科学家在独立从事植物杂交试验时,差不多同时得到了与孟德尔几乎一致的结论,这在科学史上是一个奇迹! 他们以为自己发现了全新的东西,并准备发表这一成果。就在他们最后查阅这方面的资料文献时,意外地看到了孟德尔的文章。于是,他们在发表研究成果时,都把功劳和荣誉归于孟德尔,都认为自己的工作只是证实了孟德尔的遗传定律。[2]这就是在科学史上被传为科学道德佳话的"孟德尔定律"的重新发现。这一发现,使孟德尔重新为人们所认识和理解,"孟德尔定律"的再发现轰动了当时的生物界。英国著名生物学家贝特森于 1909 年出版了《孟德尔的遗传学原理》,对"孟德尔定律"做了进一步的阐述。"孟德尔定律"的再发现是遗传学发展史上的第一个高峰。从此以后,遗传学同细胞学的成就相结合,从个体水平深入到细胞水平,导致了染色体、基因理论的创立。

事实证明,20 世纪生物学发展的起点是从孟德尔遗传理论开始的,孟德尔以其对现代遗传学的影响而被称为现代遗传学之父。今天,孟德尔在科学史上的地位及其光辉业绩已被充分肯定,以他的成果为基础的遗传学也已取得辉煌胜利,成为现今自然科学中发展最快、变化最为剧烈的学科。

二、果蝇实验

孟德尔定律的发现向人们提出了这样一个问题:遗传因子(基因)是不是客观存在的物质实体? 它究竟在哪里? 1902 年和 1903 年,鲍维里(T. H. Boveri,1862—1915,德国动物学家)和萨顿(W. S. Sutton,1877—1916,美国细胞学家)分别在动物细胞的减数分裂过程中发现了染色体行为与遗传因子行为之间的平行关系,推测遗传因子可能定位在染色体上。但是生物界中存在一个重要的事实:生物体的遗传性状以及代表这些性状的因子的数目远远超过了细胞内染色体的数目。因此,遗传性状或因子与染色体之间绝对不可能一一对应。也就是说,这个推测事实上面临着困难。

从 1908 年起美国遗传学家摩尔根(T. H. Morgan,1866—1945)和他的学生们就开始研究染色体与遗传因子之间的关系。对这个问题的研究,促使由孟德尔开创的现代遗传学从个体水平发展到细胞水平,从而形成了以果蝇遗传学和细胞遗传学为重要依据的遗传的染色体学说。由此,细胞学与遗传学有了越来越密切的关系。

摩尔根 1866 年 9 月 25 日生于美国肯塔基州的列克辛顿,1945 年 12

月 4 日殁于加利福尼亚州帕萨迪纳，美国遗传学家和胚胎学家。摩尔根在肯塔基州立学院学习动物学，于 1886 年获得约翰·霍普金斯大学哲学博士学位。1891—1904 年担任布林马尔学院副教授。1904—1928 年期间，他进行了他最重要的工作。当时他在哥伦比亚大学担任实验动物学教授，在这里，他卷入了由于 1900 年孟德尔遗传学定律的重新发现而引起的论战。

许多科学家注意到孟德尔的分离率与在减数分裂中观察到的染色体的行为方式非常吻合。然而，摩尔根有充分的理由继续以怀疑的态度看待孟德尔定律，特别是独立分配规律。在当时，已知道遗传性状比染色体的数目多，所以每一条染色体必然控制许多性状。当时还知道染色体是作为一个整体遗传的，因此各种性状必定与单条染色体联系在一起，并被认为是一起遗传的。1908 年摩尔根开始用具有四对染色体的黑腹孢果蝇进行繁殖试验。

摩尔根用作实验的材料是果蝇。这是一种非常小的蝇类，在腐烂的瓜果上常常会见到。就是这么一种普通的昆虫，却是遗传学研究中非常重要的一种模式动物。这首先是因为它的突变体表型非常明显；另外，果蝇唾腺细胞的染色体非常大，只需要用普通的光学显微镜就能观察到；它还有一个优势，就是繁殖周期非常短，一只果蝇的生命大约十天，这样一年之中就可以繁殖约 30 代，非常适合遗传学的研究。摩尔根的实验室里就充满了养果蝇的瓶子，因此他的实验被戏称为"果蝇之家"。自然界中的普通果蝇应该是红眼的。然而 1910 年，摩尔根实验室中产生了一只特殊的雄蝇，这只雄蝇是白眼的。这是一只非常珍贵的突变个体，摩尔根视如珍宝。装着这只果蝇的培养瓶白天就放在实验室，晚上就跟着摩尔根到他的家里。终于这只白眼果蝇没有辜负摩尔根的厚爱，同一只正常的红眼雌蝇交配，产生了很多后代，将它的突变基因留了下来。摩尔根发现，子一代都是红眼，这就说明红眼相对于白眼是显性性状，与孟德尔的结果相吻合。摩尔根又使子一代交配，发现了子二代中红眼果蝇与白眼果蝇的比例是 3∶1，这与孟德尔的研究结果也是吻合的。然而摩尔根发现了一个孟德尔没有发现过的现象：在子二代中，所有的白眼果蝇都是雄性的，所有的雌性果蝇都是红眼的。这个现象的发现具有非凡的意义，说明控制白眼性状的基因与控制雄性性别的基因处在同一条染色体上，是连锁在一起的。[3]

通过反复的实验，摩尔根等人证实果蝇有一百多对遗传性状的情况和果蝇眼睛颜色的情况相似，都与果蝇性别有关，即所谓的"伴性"遗传现象

（后来，在许多其他生物以及人类身上也发现了伴性遗传的事实，如人类中红绿色盲的遗传、抗维生素 D 佝偻病的遗传等）。摩尔根为了协调孟德尔的遗传定律和他自己的实验结果，提出了基因连锁的假说。他认为，几种基因位于同一染色体上，一起遗传，不同的染色体上的基因虽然可以自由结合，但在同一染色体上的若干个基因却不能自由组合，只能排列成连锁群，这种性状连在一起遗传的现象叫作基因连锁。

摩尔根在此之后又对"残翅"、"黄身"等突变体进行了实验研究。摩尔根和他的学生进一步做了大量的实验，发现一些基因连在一起，形成了连锁群，连锁群的个数和染色体的条数总是相同的。例如，果蝇的染色体为 4 对，它的基因连锁群也是 4 对；豌豆的染色体为 7 对，它的基因连锁群也是 7 对。而孟德尔研究的豌豆的 7 对相对性状恰好分布在 7 对染色体上，所以表现出了典型的自由组合规律。1905—1906 年贝特森等人发现香豌豆杂交后，F_2 表型分离的比例与孟德尔确立的 9：3：3：1 不相符，摩尔根为了解决这一问题，提出了进一步的假说：同条染色体上的各个基因，除了连锁在一起传递形成配子以外，还可以发生同源染色体之间对应节段的相互交换，即等位基因之间的互换（等位基因是指分别位于一对同源染色体的对应位点上，控制着同类相对性状的成对基因。如 CC、Cc、cc 等即代表了控制生物某一性状的等位基因）。互换片段的长度从携带一个基因到若干个基因不等，其结果破坏了连锁现象。这种现象叫作不完全连锁（既有连锁，又有互换）。不完全连锁，即连锁与互换现象在生物界是普遍存在的，完全连锁是极少数现象。遗传学上把摩尔根等发现的基因的"连锁"与"互换"规律称为遗传学说的第三定律。在此基础上，摩尔根等又设想基因之间在染色体上直线排列的距离越远，连锁度就越弱，互换的机会也就越多，由此基因互换的频率可以提供有关连锁群内的基因线性排列的证据，同时也能表明基因之间的相对位置。1913 年，摩尔根的助手斯特蒂文特（A. H. Sturtevant，1891—1970，美国生物学家）得出了普通果蝇 X 染色体的第一张染色体图（基因位置图），证实了基因在染色体上呈线性排列。

摩尔根通过对果蝇的一系列研究，提出了著名的染色体遗传理论，继承和发展了孟德尔的学说，因此我们常称他为现代遗传学的奠基人。同时由于摩尔根对遗传学的贡献，他获得了 1933 年诺贝尔生理学及医学奖。

三、DNA 的双螺旋

孟德尔等人关于基因概念的提出，只是根据生物性状的遗传现象所做的一种推理，并不是物质性的。摩尔根等人的果蝇杂交实验证实，基因在染色体上呈直线排列。但基因的本质、遗传物质的实体究竟是什么？当时的实验手段与实验材料还无法解决这一问题。因此，基因学说引导了学术界对基因本质的探究。

染色体是基因的载体。染色体的化学分析表明，它是由蛋白质和核酸这两种成分构成的，但到底其中哪一种物质是遗传的物质基础还不清楚。人们对遗传物质和遗传机制的认识，是与核酸和蛋白质的发现分不开的。

核酸是由几百个以至几万个甚至更多的核苷酸（核苷酸是由碱基、戊糖、磷酸构成的单体）所组成的多核苷酸链。1929 年确定，核酸有两种：脱氧核糖核酸（DNA）和核糖核酸（RNA）。构成 DNA 的碱基主要有腺嘌呤（A）、鸟嘌呤（G）、胞嘧啶（C）和胸腺嘧啶（T）四种，构成 RNA 的碱基主要有腺嘌呤（A）、鸟嘌呤（G）、胞嘧啶（C）和尿嘧啶（U）。蛋白质的发现比核酸早 30 年，已发现组成蛋白质的氨基酸单体有 20 种之多，一个蛋白质大分子又由成百上万个氨基酸所组成，这些氨基酸的排列方式有非常多的可能，比起只有四种核苷酸组成的核酸大分子的可能排列方式要多得多，因此曾有人以为蛋白质是构成基因的化学成分，似乎只有蛋白质才能包容如此复杂的遗传信息。基因化学构成的问题到 20 世纪 40 年代才得到澄清。

1928 年格里菲斯（J. Griffith，1877—1941，英国生理学家）在研究肺炎球菌时发现有两种类型：有强烈毒性的 S 型双球菌和无毒性的 R 型双球菌。他用肺炎双球菌在小鼠身上进行转化实验：取少量 R 型细菌，与大量已被高温杀死的有毒的 S 型细菌混在一起，注入小白鼠体内，照理应该没有问题。但是出乎意料，小白鼠全部死亡。检验它的血液，发现了许多 S 型活细菌。活的 S 型细菌是从哪里来的呢？这一发现表明，活的无毒的 R 型细菌从死去的有毒 S 型菌得到了某种"转化因子"。艾弗里（O. T. Avery，1877—1955，美国细菌学家）在格里菲斯实验的基础上，进一步研究"转化因子"的化学成分。1944 年，他得到了研究结果，证明了"转化因子"就是核酸（DNA），进而揭开了肺炎双球菌转化实验的谜。但他因受"蛋白质是遗传信息载体"这种传统观念的影响，不相信只有四种核苷酸组成的 DNA 能携带数量如此巨大的遗传信息，因此，没有把自己的观点坚持下去。1952 年,赫希尔(A. D. Herishey,1908—,美国著名的噬菌体研究小组成员)等人用放射性同位素标记法证明了 DNA 是遗传信息的载体。此后,DNA 是所有生物的遗传的物质基础(除 RNA 病毒和 RNA 噬菌体外),即遗传信息的载体的事实才被学术界所接受。DNA 分子与组蛋白结合在一起,通过螺旋化、扭曲、折叠等方式压缩至原来的八千分之一至万分之一而形成染色体,并主要存在于细胞核中。

DNA 既已被确认为携带遗传信息的物质,那么如何解释遗传物质组成的成分呢? 既然具有有限性(四种碱基),但为何又创造了无限的生命表现形式和类型呢? 显然,曾提出的“核酸分子结构只是四种核苷酸的重复排列”的假说是无法解释多样化的生命表现形式的。因此,紧接着的问题是要弄清楚 DNA 的化学构成以及它携带遗传信息的机制。

事实上,遗传物质被确定以后,就吸引了许多科学家对这一物质结构进行研究。沃森(J. Watson,1928—,美国生物学家)和克里克(F. Crick,1916—2004,英国物理学家)从 1951 年起致力于对 DNA 分子结构的研究。

1950 年,沃森在布卢明顿市(Bloomington)的印第安纳大学获得博士学位,其间的工作内容是病毒的遗传学。1951 年春,沃森在欧洲继续研究工作时遇到了威尔金斯。沃森那时已经被 DNA“迷住”了,而且他确信 DNA 分子的结构就是解开基因传递遗传信息之谜的钥匙。当威尔金斯告诉他可以用 X 射线照相术研究 DNA 后,沃森意识到 DNA 分子结构是有序的、周期重复的。1951 年秋,23 岁的沃森来到剑桥的卡文迪什实验室,这个实验室的研究人员用 X 射线晶体照相法研究蛋白质分子。他在那里遇到了 35 岁的英国科学家克里克。克里克 1916 年 6 月 8 日生于英国北安普敦郡(Northampton),是一个鞋子制造商的儿子。遇到沃森时,克里克还没获得博士学位。1937 年克里克在伦敦大学学院(University College London)获得物理学学士学位,不幸的是第二次世界大战中断了他的科学生涯。当他再次求学时,他的兴趣已经转向了生物学。他们两人最大的共同兴趣就是 DNA。沃森和克里克主要通过思考和讨论解决这个科学问题。他们也建立可能的分子结构模型,就像鲍林解开蛋白质分子结构时做的那样。模型让他们可以从三维方向观察可能的 DNA 分子结构。沃森和克里克在 1952 年末作出对 DNA 结构的初步猜想,不过弗兰克林证明他们错了。弗兰克林坚持认为这种分子的外形不可能是螺旋形的,这个想法最后看来也是错的。后来,鲍林在 1953 年 1 月宣布 DNA 分子有 3 个螺旋形的骨架。这个结论很快也被证实是错的。对沃森来说,DNA 形状之谜的答案于 1953 年 1 月 30 日浮出水面。那天,他去国王学院拜访威尔金斯。虽然两人在 DNA 竞赛中争夺激烈,但他们成了好朋友。威尔金斯给沃森看了一些弗兰克林拍的 DNA 的 X 射线照片。沃森看了那些照片,那些照片比他之前见过的任何照片都清楚。"我惊呆了,谜团开始解开了",他后来在记录 DNA 发现过程的回忆录《双螺旋》(The Double Helix)中写道。他意识到,DNA 分子很可能有两条平行的螺旋形骨架。沃森匆忙赶回剑桥,向克里克描述那些照片。当他们对骨架问题的答案满意后,他们的注意力很快转向第二个重大问题:碱基在分子中是怎样组织的。克里克得出结论,碱基必须在骨架内侧,在骨架间像螺旋形梯子的台阶那样伸展开来。最初,沃森觉得碱基可能是同类型的成对出现的——例如腺嘌呤和腺嘌呤组成对出现,但是这与已知的骨架间的空间尺寸不符。沃森实在是等不及新的金属模型完工了,他把硬纸板剪成小块模型,尝试各种组合。其中的两种碱基,即腺嘌呤和鸟嘌呤比另两种大。成对的大碱基太大了,放不进相互缠绕的骨架之间,而成对的小碱基又太小了。沃森不断摆弄纸板模型,终于,他发现由一个大碱基腺嘌呤和一个小碱基胸腺嘧啶组成的一对,与胞嘧啶和鸟嘌呤组成的另一对大小性状完全一样。正如克里克推测的那样,这两组碱基都可以完美的水平放入垂直的两列骨架之间。胞嘧啶与鸟嘌呤成对出现、胸腺嘧啶与腺嘌呤成对出现,这也印证了查格夫发现的 DNA 分子中碱基数量的比例关系。沃森相信碱基之间形成的氢键能使之相互连接。2 月 28 日早上,当克里克一回到他们公用的办公室,沃森给他看拼好的硬纸板模型,克里克马上意识到沃森的发现意味着两条骨架间碱基的序列,或者说碱基的排列顺序是互补的。如果已知其中一条骨架上碱基的序列,就可以预知另一条骨架上的碱基序列。沃森和克里克撰写了一篇简短的论文,描述他们提出的结构。那篇文章于 1953 年 4 月 25 日刊登在英国久负盛名的科学杂志《自然》上。在论文结尾部分,只有一句朴素的话语提到这个发现的重要性:"我们注意到,我们假设的这种特殊的成对组合暗示一种遗传材料可能的复制机制。"

1953 年 5 月 30 日,沃森和克里克的第一篇论文发表 5 周后,他们两人在《自然》杂志上发表了第二篇文章,解释第一篇文章中隐晦的话语。沃森和克里克认为,如果 DNA 分子承载遗传信息,当细胞分裂染色体数目翻倍时,DNA 分子必须能自我复制。他们相信 DNA 自我复制的关键在于分子互成镜像的结构。两人提出,在细胞分裂前夕,DNA 分子中成对碱基间氢键连接断裂,氢键连接较弱。每个分子沿纵向裂开,就像拉开拉链的过程。在细胞核中自由漂浮的物质中,每个碱基吸引与它成对的另一个碱基配对、与骨架片段组装。一个腺嘌呤分子总是吸引一个胸腺嘧啶,反之亦然,胞嘧啶和鸟嘌呤之间也是这样的。这个过程结束后,细胞核中就有两条与原先的 DNA 一模一样的 DNA 双链分子。细胞分裂后,两个子细胞都获得一套与原始细胞一模一样的 DNA。[4]

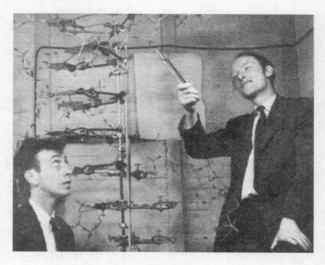

沃森与克里克

1989 年,美国的研究人员首次利用扫描隧道显微镜观察到了 DNA 的双螺旋结构,成为当年全世界最大的科学事件。DNA 分子结构的探明是揭开生物遗传奥秘的关键性的一步,由此也宣告了分子生物学的诞生。沃森和克里克因此获得了 1962 年诺贝尔生理学与医学奖,同时分享奖项的还有威尔金斯。但遗憾的是,拍摄 DNA 晶体 X 光照片的富兰克林却在沃森和克里克获奖的 4 年前就因病去世了。

四、解读天书

DNA 分子结构已表明它足以担当遗传信息携带者的角色,但是还必须探明它传递这些信息的机理。1958 年,克里克又提出了遗传信息的传递学说——中心法则,从而把 DNA 结构、信息传递和生物性状表现联系在一起。他认为遗传信息可以从核酸传递到核酸,也可以从核酸传递给蛋白质,但不能从蛋白质传递给核酸。遗传信息传递的过程是:亲本把 DNA 先复制一份,复制方式是半保留复制,即把组成 DNA 的两条链解开,然后分别以两条 DNA 链为模板,通过碱基配对,合成两个新的 DNA 分子,这样合成的每个 DNA 分子中都含有一条亲代的 DNA 链。这两个各含一新一旧的双链 DNA 分子再通过细胞分裂平均分配到两个子代细胞中去,子代按照这个遗传信息进行生长发育,就表现出亲代的性状,从而保持了亲代与子代之间遗传性状的稳定性。DNA 的复制过程及机理,已由经过放射性同位素标记的细胞分裂过程得到可靠的验证,并且有人在 1963 年用电子显微镜和放射自显影相结合的方法成功地得到了大肠埃希氏菌(大肠杆菌)DNA 半保留复制过程的图像。基因表现为具体生物性状的过程,称为基因表达。而生物性状的主要体现者是蛋白质,所以基因表达的实质就是基因控制的蛋白质的合成过程。基因的表达过程,即是遗传信息的传递过程:DNA—RNA—蛋白质(中心法则)。

　　至于 RNA 如何翻译成蛋白质的过程则涉及遗传密码的破译工作。遗传密码子的具体设想是由伽莫夫(G. Gamov,1904—1968,俄裔美国物理学家和天文学家)在沃森和克里克提出的 DAN 分子结构模型的基础上提出的。他根据排列组合计算认为,两个碱基组成的密码子太少,四种碱基组成的密码子又太多,而三联体密码子比较合适。从这里他进一步推论,一种氨基酸可能有不止一个密码子。他的基本观点后来都被实验完全证实了。实验表明,密码子确实是以三联体核苷酸的形式代表着 20 种不同的氨基酸,而且是由一个固定点开始,朝着一个方向一个挨一个地读下去,如果中间一个核苷酸发生了增或减的误差,以下的密码就都会发生变化。遗传密码的破译工作在 1961—1966 年间完成,20 种氨基酸的密码子都已找到,即四种不同碱基组成的 64 种三联体的排列方式分别对应 20 种氨基酸(大多数氨基酸有几个三联体对应,如 CCU、CCA、CCG 三个密码子都代表脯氨酸)。这样,由核酸翻译而来的氨基酸种类、数量、排列次序及蛋白质空间结构的不同,造就了丰富多彩的生物种类。理论上,人类可利用基因的表达机制,即 DNA 分子中 A、G、C、T 的排列顺序决定了 mRNA 上的碱基排列顺序,mRNA 上的碱基排列顺序又直接控制着蛋白质的氨基酸顺序,从而有目的地改变三联体的组分和排列,进而改变由它翻译来的蛋白质中氨基酸的种类和数量,也即改变生物的性状表现,以达到人类改良生物性状的目的。这实际上就是基因工程研究的领域。

DNA 是遗传物质,蛋白质是生命的表现者。DNA 双螺旋结构的发现、中心法则的提出、遗传密码的破译、基因表达调控以及信号传导机制的研究,为基因工程的诞生和"人类基因组计划"的提出和实施奠定了理论基础。尽管 20 世纪 70 年代对人类基因组的研究就已经开始,但当时的研究规模很小,技术也相对落后。80 年代初,分子生物学特别是 DNA 克隆、测序技术有了较大发展,生物学和医学的研究领域渴望有新的突破。此外,基因表达研究技术日趋完善,人类高级神经活动研究取得了新的成果,蛋白质的结构功能研究初露端倪。由于这些技术领域的迅猛发展,在世界范围内对一些科研课题提出了不少宏伟的计划,如"肿瘤计划"、"脑的 10 年计划"、"遗传工程计划"、"讯号传导计划"、"蛋白质计划"等,这些计划均取得了一些成绩,但是由于受到无法克服的根本限制,都未能达到目标。这些限制都与基因有关。1945 年,"曼哈顿工程"的成功使美国在日本的广岛和长崎各投掷了一颗原子弹,这两颗原子弹不仅造成数十万平民的死亡,而且使大量幸存者遭到大剂量的核辐射。核辐射可以破坏 DNA 的结构,因而造成基因的突变。为了研究核辐射对人类的影响,美国国会责成原子能委员会,也就是现在的美国能源部(DOE)的前身,开始了长达数十年的核辐射对人类基因突变作用的研究。从理论上计算,受过辐射影响的人的突变频率应该比对照组高出 3 倍。但当时的技术没有能够检测到 1.2 万名核辐射受害者所生儿童的基因突变。要检测出这样的突变率需要分析受害者大量的 DNA 序列,按照当时的 DNA 分析技术这是根本做不到的。结果是,受害者明明已经表现出突变性状,但却检测不出 DNA 结构的变异比对照组有什么显著差异。

　　1984 年 12 月 9~13 日,受美国能源部和国际预防环境诱变剂以及致癌剂委员会的委托,犹他大学的怀特(R. White)在美国犹他州的阿尔塔组织召开了一个小型学术会议。参加会议的有美国能源部的官员史密斯(D. Smith)以及 DNA 分析方面的学者共计 19 人。这次会议的主要目的就是研讨有没有新的方法可以非常有效地检测出人类基因的突变。在 5 天的会议期间,与会者交流了自己在 DNA 结构分析方面的研究进展,并对在 DNA 水平上检测可遗传变异的方法和途径进行了讨论。当会议结束时,与会者已经达成默契,解决这个问题的最好办法是对受害者及其后代的全基因组序列进行测定,要做到这一点,必须首先测定出人类基因组全序列的参考文本。1985 年 5 月,美国能源部在美国加利福尼亚州的圣克鲁兹召开了又一次会议,会上第一次认真提出了测定人类基因组全序列的动议,由此形成了美国能源部的"人类基因组计划"草案。

1986年3月,在美国新墨西哥州的圣菲又进一步讨论了这个计划的可行性。1986年3月,诺贝尔奖获得者杜尔贝克在《科学》杂志上发表了题为《癌症研究的转折点——人类基因组的全序列分析》的短文,文章回顾了70年代以来癌症研究的进展,人们认识到包括癌症在内的人类疾病的发生大都与基因有直接或间接的关系。同时,他指出,不能继续用零敲碎打的方法来了解人类的基因,而应当从整体上研究和分析整个人类基因组及其序列。他指出:"这样的工作是任何一个实验室都难以承担的,至少应该成为国家级的项目。它的意义可以与征服宇宙的创举相媲美。我们应该以征服宇宙的气魄来进行这一宏伟的计划。""更加引人关注的是使这一计划成为国际性的课题,DNA序列是人类的真谛,这里发生的一切都与之息息相关。"分析人类基因组的全序列,的确是一个大胆的设想。

1986年5月,当史密斯作为美国能源部人类基因组计划的负责人,在冷泉港会议上宣布这项计划时,会场上一片哗然。尽管有包括三位诺贝尔奖获得者(Walk Gilbert,Paul Berg,James Watson)在内的资深生物学家坚决支持这项计划,但仍遭到许多生物学家特别是年轻的生物学家的反对。这些生物学家反对的原因不仅涉及计划的内容本身,而且涉及该计划可能对现行生物学研究的影响以及计划的管理方式等。就这项计划本身的原因来说,反对者认为,当时的作图和测序技术能力与计划目标之间存在着显著的差距,因此对该计划的可行性表示怀疑;另外,若没有与其他较易进行实验操作的模式生物的基因信息的比较研究,人类基因组全序列所含的信息的绝大多数将是无解的,因此,将计划仅限制在人的基因组是不够的。就对生物学的影响来说,一些反对者担心,国家拨出30亿美元作为"人类基因组计划"一个课题的资助,势必会削弱对生物科学、医学和其他基础性研究的资助,这样会使大批依靠自由选题、单独申请研究基金的科学家得不到足够的经费,从而失去了或减少了在各个学科领域里竞争、拼搏、一展身手的机会,将影响个人的研究,影响生物科学和医学的全面发展。就管理方式来说,反对者认为,能源部很少资助有关重组DNA的研究项目,缺少全面了解遗传学发展动态的资深科学家和管理人员,并且能源部的领导人一直是物理学家,因而由DOE来组织和管理这项计划必然使生物学家从属于物理学家。另外,该计划涉及的许多伦理的、法律的和社会的问题也令一些科学家忧心忡忡。在冷泉港的这场争论很快引起美国国家科学院生物学部基础生物学科学委员会的重视。[5]

在 8 月份的一次会议上,成立了一个隶属于国家科学研究委员会(National Research Council,简称 NRC)的专家小组,小组由 15 人构成,任务是起草一份有关"人类基因组计划"的专题报告。经过 14 个月的努力,该小组完成了题为《人类基因组的作图和测序》的专题报告。该报告考虑了冷泉港会议上的反对意见,对原计划进行了修改。与此同时,美国国会能源和商业委员会下属的技术评估办公室(Office of Technology Assessment,简称 OTA)也对该计划进行了专题研究,就实施该计划的科学和医学价值、所需经费的规模和通过什么机构拨款资助、如何协调政府各部门和私人组织机构之间的工作,以及如何在开展国际合作的同时还能确保美国在生物技术上的竞争优势等,撰写了一份专题报告。虽然对写作该报告的要求是不要有倾向性意见,要如实反映情况供国会考虑,但该报告给人的信息是:"人类基因组计划"势在必行,而且时机已经成熟。这时美国国家卫生研究院(NIH)也开始考虑人类基因组测序的问题。过去,NIH 对该计划并不积极支持,很大程度上是由于 NIH 已习惯于资助那些对特定科学假说进行检验的小型研究项目,而对实验设备或数据处理方面的项目缺乏热情。另外,NIH 还未曾支持过大科学的研究项目,支持大科学项目是 DOE 的特长。但要真正实施人类基因组计划,NIH 的参与是必不可少的,因为 NIH 资助着这项计划的主要用户,即绝大多数的人类遗传学、分子生物学和细胞生物学的科学家。1988 年 10 月,DOE 和 NIH 签署了一项谅解备忘录,以协调双方在人类基因组测序方面的工作。这样,经过美国能源部、美国科学院、美国国会和美国国家卫生研究院分别组成的专家小组的反复调查论证和辩论,终于于 1988 年美国能源部和国家卫生研究院率先在美国开展"人类基因组计划",并得到国会的批准,由政府资助。鉴于人类基因组计划的研究是一个国际性的课题,需要国际合作,不久又成立了一个机构——人类基因组织(Human Genome Organization)。1989 年,美国成立"国家人类基因组研究中心",沃森出任第一任主任。1990 年 10 月,国际"人类基因组计划"正式启动,预计 15 年完成。美国国家卫生研究院和能源部联合发表了"人类基因组计划"的最初 5 年目标(1990—1995 年)。

"人类基因组计划"先后共有美、英、日、法、德、中六国参加,其中美国承担了全部任务的 54%,英国 33%,日本 7%,法国 2.8%,德国 2.2%,中国于 1999 年 9 月获准加入人类基因组计划,并承担了 1‰的测序任务。"全球合作、免费共享"的人类基因组计划精神已成为自然科学史上国际合作的楷模,是人类文明史上最伟大的科学创举之一。生命科学也由此开始了以 DNA 序列为基础、以生物信息学为导向的新纪元。

　　人类基因组计划工作取得了举世瞩目的进展,2000 年 6 月 26 日,美国国家人类基因组研究所所长弗朗西斯·柯林斯和美国塞莱拉公司的董事长兼首席科学家文特尔联合宣布人类基因组工作草图绘制成功。2001 年又公布了人类基因组图谱及初步分析结果。在这以后,对基因组的研究,从结构的研究转入了功能的研究。人类基因组计划的进展,对未来生命科学研究的思想和方法论也带来了革命性的改变。人们将从基因组和比较生物基因组的水平,而不是从孤立的单基因水平,来重新探讨和认识生物的进化、遗传、发育,生物和环境,脑功能等重要生物学问题。人类基因组计划对带动和促进生物产业和生命科学的发展是显而易见的,它着眼于基因组的整体理论、策略、技术,前所未有地加快了人的新基因发现及其功能研究的速度。人类基因组计划对人类社会的影响将波及每一个人,将会对现有的法律、道德、伦理甚至生活方式都带来冲击和思考。这是人类历史上任何事件都无法比拟的。

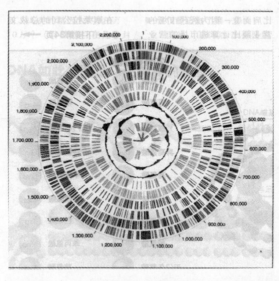

由 200 万个碱基组成的脑膜炎奈瑟氏球菌的 DNA 全序列

注释:

［1］ 徐勇主编. 新编世界史话(下册). 天津：天津科学技术出版社,2008：134

［2］ 王鸿生著. 世界科学技术史. 北京：人民大学出版社,2008：226

［3］ 王楠楠编著. 诺贝尔奖的故事. 哈尔滨：哈尔滨出版社,2007：111－112

［4］ ［美]丽莎·扬特著. 现代遗传学：设计生命. 上海：上海科学技术文献出版社,2008：3－6

［5］ 欧阳光明. 科技发展与社会进步：20 世纪重大(基础)科学研究计划. 南昌：江西人民出版社,2009：125

防患于未然

——免疫接种

  中国古代就有"上医医未病"的说法，如何能防止人们生病向来就是医生们的最高理想。在天花的肆虐之下，人们开始了寻求自我保护的方法，在这过程中便逐渐发现了"以毒攻毒"现象，第一种用以接种的疫苗也因此而诞生。医生们的理想就此迈开了走向现实的第一步。接下来，由实践而理论，科学家们在实验中弄清了"以毒攻毒"的免疫原理。再接着，再由理论而实践，一个一个曾经给人们带来巨大伤害的疾病被攻克：狂犬、结核、脊髓灰质炎……医生们还在朝着这一方向继续努力着。

一、从人痘到牛痘

天花是一种古老的疾病。目前所知,古埃及就有天花的流行。考古学家从死于公元前 1157 年的法老拉美西斯五世的木乃伊上观察到,其面部、颈部和肩部的皮肤被很像天花引起的脓疱皮疹所损毁。从这个现象推断,这位法老可能受到了天花感染。在古代,天花的流行反复无常,公元 2、3 世纪导致罗马帝国衰亡的两次大瘟疫,至少一次是天花。公元 4 世纪,中国晋代医学家葛洪记载了天花流行的情况。作为一种烈性传染病,天花的死亡率可高达 80%～90%,因此给人们带来了巨大的恐惧感。在天花肆虐之下,人们不断地寻找保护自己的方法。人们发现,如果一个人得过天花,那么他此生就可以不再得这种病了。由此,人们逐渐悟出了"以毒攻毒"的原理,即在未病之前,先用少许这种致病物质刺激机体,可使人体对这种疾病产生特殊的抵抗力。人痘接种术就是在这种"以毒攻毒"观念指导下发展起来的。不过,究竟是谁发明了这一技术,至今仍是一个谜。但人痘接种术最先在中国得以应用并逐渐传播开来则是可以肯定的。它使千千万万的人免除了天花的威胁,拯救了无数人的宝贵生命。从这种意义上讲,人痘接种术是中国对世界医学的一项伟大贡献。通过接种人痘来预防"痘疮",是古人在"以毒攻毒"思想的指导下,经过长期的摸索和实践,找到的一种行之有效的方法。它也被认为是免疫疗法的萌芽。

根据资料记载,实施人痘"接种"主要有四种方法:一是"痘衣法",即把感染过天花的人在患病期间的内衣给被接种者穿上,目的是故意引起被接种者感染而得一次天花,这是最早的一种方法。显然,这种方法存在着相当大的危险性,人们很难把握分寸。二是"痘浆法",这种方法是采集天花患者身上脓疮的浆,用棉花沾上一点,然后塞进接种者的鼻孔。三是"旱苗法",即把天花患者脱落的痘痂,研磨成粉末,再用银制作的细管子吹入接种者的鼻孔。四是"水苗法",就是把痘痂研成细末,用水调匀,然后用棉花沾染,塞入接种者的鼻孔。17 世纪以后,接种人痘预防天花的方法不仅遍及全国,也传到海外。1653 年,明代著名医生龚廷贤的晚年弟子戴笠(字曼公,1596—1672)赴日,将种痘术传给日本人池田正直,后池田家专开痘科,为日本人痘接种的开创者。1790 年,来北京的朝鲜使者朴齐家等回国时,带回一本种痘书呈送给朝鲜正宗王。后朴齐家又让人按书中记载的方法进行种痘试验,成功后将此法传授给医生李钟仁,李钟仁在此基础上撰写了《时种通编》。由此,种痘术在朝鲜也传播开来。

　　而人痘接种术传到西方并启发了牛痘接种的发明则是由英国驻土耳其公使蒙塔古的夫人(Lady Mary Wortley Montagu)传到了英国之后。根据英国皇家学会的档案记载,中国的人痘接种预防天花的方法,在蒙塔古夫人之前,已通过一些在中国经商的英国商人和旅行者直接传到了英国,并在英国皇家学会进行过交流。1700 年,英国著名医生、皇家学会会员马丁·李斯特(Martin Lister)收到一封寄自遥远中国的信。写信人是在中国做生意的英国东印度公司的商人,寄信日期是 1700 年 1 月 5 日。在信中,该商人报告了他在中国看到的"传种天花的方法",还具体描述了这种接种的过程:"打开天花患者的小脓疱,用棉花吸沾一点脓液,并使之干燥……然后放入可能患天花人的鼻子里。"此后,接种者将受到轻度的感染,然后痊愈,从而获得很好的预防效果。可惜的是,这些重要的信息并没有引起当时英国医学界的关注。李斯特收到信后,将其送入皇家学会图书馆存档了事。

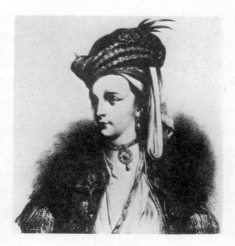

蒙塔古夫人

　　14 年以后,1714 年 5 月 27 日皇家学会伍尔沃德(John Wordward)医生向皇家学会报告了一封寄自土耳其康士坦丁堡(Constantipole,今土耳其伊斯坦布尔)的信的摘要,此信的作者是帖木尼(Fmanuele Timoni),信中报告了"康士坦丁堡一直实践着的,获取天花痘苗并进行预防接种的方法"。在信中,帖木尼说,这种(在该地)广为熟悉的接种方法"在土耳其和其他一些地方已经实践了四十年"。在信中,他还对如何选择人痘的供者、病人接种的方法,以及接种后所经历的轻度感染的过程作了详细的描述。由于帖木尼兼任过好几届英国驻土耳其使馆的医生,他服务的最后一任公使是蒙塔古(Edward Wortely Montagu),很显然帖木尼对人痘接种预防天花的观察和报告一定对蒙塔古大使夫人产生了很大的影响,并对她以后在英国推行人痘接种的活动起到了重要的作用。由于帖木尼的地位,他的报告在皇家学会引起了真正的震动和认真的讨论,结果是产生了一个动议,责成皇家学会秘书处让英国驻土耳其港口城市士麦那(Smyrna,今土耳其伊兹密尔)的领事皮拉里尼(Jacobo Pylarini)收集有关天花接种的资料。两年后,皮拉里尼写了一份调查报告,评论了人痘接种的有效性和相对安全性。皇家学会将此文发表在权威性很高、发行量很大的《皇家学会哲学通报》(Philosophical Transactions The Royal Society)上。但在当时,仍然没有一个医生敢于进行人痘接种的实践。

　　在英国最早亲自参与并积极推动人痘接种实践的是蒙塔古夫人。她曾于 1717 年 3 月给她的一位朋友基丝维尔(Sarah Chiswell)写过一封信,信中描述了人痘接种的方法,并表达了将它介绍到英国的决心。不但如此,蒙塔古夫人还在 1718 年 3 月请当时到大使馆访问的英国外科医生梅特兰(Charles Maitland)给她的一个 6 岁的儿子进行了人痘接种。1719 年,蒙塔古夫人回国,两年后,即 1721 年,严重的天花开始在英伦三岛肆虐。严重的形势迫使英国皇室责令皇家医学会寻找防止天花流行蔓延的对策。这使蒙塔古夫人重新燃起推行人痘接种术的热情。她给当时已退休在家、住在伦敦郊外一个小镇上的梅特兰医生写信,请求他为她另一个年仅 3 岁的女儿接种人痘。梅特兰在蒙塔古夫人的一再坚持下,接受了这个请求,并在皇家医学会三个医生的共同参与下,于 1721 年 4 月底对这个 3 岁的女孩进行了人痘接种。接种获得成功,女孩出痘,并经历了短暂的病程后痊愈。皇家医学会的三位医生参加了这个接种的全过程,并检查了结果。蒙塔古夫人与威尔士王子的妻子卡罗琳王妃(princess Caroline)有很密切的私人关系,蒙塔古夫人为自己亲生幼女接种成功对王妃产生了深刻的影响。在蒙塔古夫人为自己亲生幼女接种后三个月,即 1721 年 8 月,英国皇家学会在国王的特许下,进行了一次用犯人接种人痘的临床试验。直接触发这次试验的原因是,在 1721 年天花流行的高潮期,英国威尔士王子的一个孩子得了病,开始诊断为天花,后来证明只是普通的感冒。据资料记载,在孩子患病期间,有医生向国王乔治一世(King George I)提交了一份报告,要求在"新门监狱"选择一些罪犯进行人痘接种试验,作为回报,如果罪犯在人痘接种后没有死亡,就予以赦罪释放。国王默许了这个提议。1721年8月9日早晨,在伦敦皇家医师学会主席斯隆(Hans Sloane)和两个御医的主持下,3个男犯和3个女犯在新门监狱中由梅特兰医生实施人痘接种。同时至少还有25个内、外科医生以及药剂师在场目击了这个接种过程。实验结果是成功的,为了进一步肯定人痘接种的试验,梅特兰在1722年初又对6名犯人进行了人痘接种的试验。这次试验经官方许可,整个过程均向公众开放,以公开展示试验的结果和满足公众的好奇心。每天上午10:00—11:00、下午2:00—4:00,参观者都可以到指定的地点观察病人。除成人外,威尔士王子的妻子卡罗琳王妃还从孤儿院中挑选了5个没有得过天花的孤儿进行天花接种。上面提到的人痘接种试验都取得了成功,没有一人因接种天花而死亡。这些试验的过程和结果都及时地在当时的报纸上详细披露,有的就是直接面向公众进行的,因此产生了很大的影响。在上述试验性接种的基础上,1722年4月17日,经国王同意,由斯隆监督、梅特兰指导,宫廷御医阿米安(Amyand)对威尔士王子的两个女儿(一个9岁,一个11岁)进行了人痘接种。接种获得成功。于是,人痘接种的影响迅速在英国上层社会中传播,许多人纷纷要求梅特兰为他们的孩子进行人痘接种。由于事件本身的刺激性以及舆论的广泛关注,这场由皇家学会主持的人痘接种试验不但在天花流行的英国,对在西方国家的民间推行人痘接种也起到了极其重要的推动作用。[1]

在人痘接种法在英国实施半个多世纪后,英国医生琴纳(Edward Jenner)发明了接种牛痘预防天花的新方法。一般认为,琴纳的发明一是受到人痘的启示,因为他本人就是一位富有经验的人痘接种者,二是在听说挤奶女工出过牛痘就不会感染天花后,他开始了精心的观察和实验。他观察到人痘接种可使那些先前曾经接触过牲畜,特别是牛,并感染了轻型痘疹的人不再出现天花的症状。1796年5月14日,琴纳进行了在人体上接种牛痘的试验,他从一个名叫萨拉·尼母斯(Sarah Nelmes)的挤奶妇手上的牛痘脓疱中取出痘浆,接种到一位叫詹姆斯·菲浦斯(James Phipps)的8岁健康男孩的手臂上,接种第7周又施行人痘接种,结果小男孩安然无恙。1798年,琴纳出版了《牛痘之原因及结果之研究》,介绍了牛痘接种预防天花的成功经验。他预言:"虽然我没有十足的信心,但请容许我祝贺国家和大众……一种解方将能使一个每小时都夺走人命的疾病,一个被视为人类最严重灾祸的疾病,从地球上永远销声匿迹。"[2]

虽然,牛痘接种术起初也遭到部分人的反对,有人危言耸听地说接种了牛痘的人可能长出牛犄角,鼻子变成牛鼻子。不过,牛痘接种的成功很快就使得谣言不攻自破。牛痘接种技术也逐渐传播开来。到 1801 年,英国已有 10 万人实施了牛痘接种。琴纳的著作发表后三年内,被翻译成德语、法语、西班牙语、荷兰语、意大利语和拉丁语。在 1808—1811 年间,法国有 170 万人接种;在俄国,到 1814 年,十年中大约有 200 万人接种。

二、第一个被消灭的疾病

琴纳在创用牛痘接种术之时,就意识到他的发明可能意味着"天花——人类最可怕灾祸——的灭绝"。随着牛痘接种的普遍推行,天花逐渐减少。1953 年,世界卫生组织第一任总干事奇泽姆(Brock Chisholm)博士提出了在全球消灭天花的宏伟目标。然而,世界卫生大会起初对这一提议的反应并不热情,包括美国在内的各工业化国家都认为这一计划太大、太复杂,难以实施,奇泽姆博士的建议未被通过。20 世纪 50 年代,苏联卫生部副部长日丹诺夫根据苏联利用十年时间消灭天花的事例,向世界卫生组织提出,既然苏联能在各个共和国中消灭天花,为什么不能在全世界消灭天花呢?在日丹诺夫等人的敦促下,世界卫生组织全体会议最后一致表决通过,原则上接受了此项建议。但由于世界卫生组织只提供了 10 万美元的专项经费,根本无法实施这么庞大的计划,致使该项目流产了。

1966 年,世界卫生大会再次号召开展全球根除天花运动行动,要在 10 年内实现天花的灭绝,尽管也有些人认为官方这项声明过于轻率。1967 年初,这一行动正式启动,而世界上记录的最后一例天花病例发生在 1977 年 10 月。世界卫生组织承诺每年向这一行动拨款 240 万美元。相比 1966 年世界卫生组织对天花扑灭行动的拨款增加了 10 倍之多,但是这一行动涉及的国家超过 30 个,而且,除去受益国自己要出的那部分经费,240 万美元只占总费用的 1/3 多一点。剩余的部分只有通过个别国家或组织给出捐款,或是赠送牛痘疫苗来解决了。事实上,在这一行动开展的 10 年间,国际捐助共计 640 万美元。除了捐钱捐器材,来自各国的医生、传染病学家、医务工作者们都加入到了国际援助行动中。他们制定出新方案,培训指导并带动新的医疗小组。这一行动开展之初,世界上仍有 4 大区域属天花活跃区,它们是:巴西、印度尼西亚群岛、非洲的撒哈拉地区,以及包括阿富汗、巴基斯坦、印度、孟加拉国（当时的东巴基斯坦）、尼泊尔在内的广大地区。由于到处信息匮乏、漏报病例，世界卫生组织的工作进展缓慢。相比以前，扑灭加强行动除了在资金上更充裕以外，策略上也更为严密。除了在大众免疫行动中尽可能地使用经过彻底检测的牛痘冻干疫苗外，医务工作者们还配合使用了"监控牵制"计划，即发现、调查并尽可能遏制天花疫情的爆发。这个策略实际上就是 1958 年日丹诺夫提倡使用的大众接种与莱斯特体系相结合。当占总人口 80％的人成功接受了牛痘免疫后，天花发病数就会下降到一个较低的水平，人们就可以迅速有效地应对出现的个别病例。在这一行动中，人们更加灵活地运用了这一策略。这种改进主要要归功于美国传染病学家威廉·佛杰，是他急中生智改进了扑灭策略。

1964 年，佛杰作为医疗普及工作者来到非洲尼日利亚，住在一个简易蓬屋里，开起了门诊，之后加入了亨德森负责的扑灭行动。1966 年 11 月，在尼日利亚东部，参与加强行动的外地工作人员已经开始接受培训，但大众接种必需的牛痘疫苗却迟迟没有运来。这时，一个工作人员报告在欧瓜加地区一个小乡村发现天花疫情，佛杰通过特殊方式与其他工作人员取得了联系，判断出其他受到波及的村落。他当机立断，借着这次机会训练他的小组成员学习"牵制行动步骤"，即只对这些村子里局部和靠近大路的人家实施牛痘接种，以有效使用为数不多的疫苗。4 个星期后，共发现 43 例天花病例，但没有爆发大规模的疫情。几个月后，大批牛痘疫苗姗姗来迟，而这时，尼日利亚东部地区似乎已经扑灭了天花，尽管只有不到一半的人接受了接种。有人在东、西巴基斯坦做了实地调查，发现即使在疫区，无论何时，只有一小部分村镇会受到天花的侵袭，而且，这些地区通常在城镇的一角或是在几个相邻的村镇。这为佛杰的"推断—牵制"行动提供了科学依据。开展"推断—牵制"行动的最佳时机是在西非每年的 9～10 月间的雨季，那时天花病毒的活动力最弱。这一行动要想开展成功，就要采取更加有力的措施代替原先反应迟钝的疫情报告系统——"被动监控系统"。这些措施包括：借助报纸、广播提醒大众提高警惕，与其他医务工作者保持联系，还要与教师、村负责人、邮递员、小商贩、农民和医务工作普及人员保持沟通。要注意的是，一旦发现天花病例，只是将病人隔离并为其家人接种牛痘是远远不够的，还要推断出本村、邻村或是集市上其他有可能受到传染的人，并为他们实施免疫接种。当然。在天花的重灾区，大众接种仍是必不可少的。1967 年 7 月，尼日利亚东部地区对外宣布独立，号称比夫拉共和国,战事因此而起,接种工作遭到了更大的阻力,但仍在继续。据说尼日利亚政府曾将牛痘疫苗和麻疹疫苗用柳条箱运送到比夫拉,趁停火间隙,把疫苗留在一座桥的中央。到 1970 年 6 月,扑灭加强行动已经开展了三年半了,而西非地区已经扑灭了天花疫情。这一意想不到的巨大成功极大地鼓舞了人们对佛杰体系的信心,尽管这也要归功于下面几个因素,如人口密度低,流动性低,以及当地对天花病人实施隔离的传统等因素。但不管怎么说,扑灭行动在非洲中西部的成功极大地激励了其他天花疫区。[3]

　　到了 1975 年底,全世界仅剩埃塞俄比亚一国尚未消灭天花。埃塞俄比亚地域辽阔,其面积超过法国和西班牙面积之和,但这个国家卫生人员奇缺,也没有保健组织,再加上交通不便及国内战争等因素,使得根除天花的工作开展困难。为了完成全球根除天花的宏伟目标,世界卫生组织不惜动用更大的人力物力:招聘和培养天花监视员和疫苗接种员;增调更多的药品。不料,游牧民却把天花从埃塞俄比亚带到了已宣告消灭了天花的邻国索马里。1977 年 5 月,索马里全国紧急动员,世界卫生组织也大力支援,开展了一场全国范围的天花病人调查和疫苗接种运动。10 月,索马里的一位叫马阿廷的天花病人被治愈。他是全世界最后一名天花患者。为了彻底根除天花,世界卫生组织在最后一例天花病人治愈之后,仍继续开展搜索天花病例工作达两年之久,并对报告发现者给予重奖:每报告一例奖励1 000 美元。由于天花的传播不需动物作为中间宿主,也不存在不发病的病毒携毒者,因为它是由人到人直接传播的。经验证明,只要存在天花病人,在 8 个月之内肯定会被发现,两年的病例搜索已相当于这个时间的 3倍,因此世界卫生组织认为天花已被彻底根除。琴纳在宣布发明牛痘接种法时曾经预言:"牛痘接种法实践的最终结果,将是人类最恐怖的灾祸天花的绝迹。"这一预言在不到 200 年的时间里就变为了现实。

　　由于各国消灭天花的计划相继完成,随之而来的问题是证实天花的传播在该国是否已经终止,天花能否从一个非人类的来源复苏。若要作出回答,必须通过有步骤的资料审查和深入的现场考察。为此,在一些国际委员会工作的基础上决定成立天花消灭证实委员会,主持证实中的复查和验收工作,并制定消灭天花后有关天花预防接种、疫苗储存、毒种保存等一系列政策。首届国际委员会于 1973 年 8 月访问巴西,证实巴西和南美的其他12 个国家已无天花存在。印度尼西亚于 1974 年,即该国最后病例之后两年得到证实。西非与中非 15 个国家于 1976 年得到证实。1976 年证实阿富汗和巴基斯坦消灭天花,分别为该两国最后病例消灭的第三年与第二年。1977 年证实不丹、印度和尼泊尔天花消灭。这三国证实时间分别在最后病例报告之后的第二年、第三年。1977 年证实缅甸与孟加拉国天花消灭。1977 年 6 月即在扎伊尔最后报告的第 6 年,中非 9 个国家的天花消灭也经证实。东南非四国,即马拉维、莫桑比克、坦桑尼亚及赞比亚于 1978 年得到证实。1978 年证实乌干达和苏丹天花消灭。1979 年证实安哥拉、博茨瓦纳、莱索托、斯威士兰天花消灭。1979 年分别证实民主也门共和国和也门阿拉伯共和国天花消灭。最后的被证实的国家是非洲的吉布提、埃塞俄比亚、肯尼亚及索马里。全球委员会复查验收了 21 个国际委员会已证实的天花消灭结论,其中包括 38 个非洲国家、2 个阿拉伯半岛国家、7 个印度次大陆国家、印度尼西亚和 13 个南美国家。有 18 个国家被指定提交详细报告或委员会和/或 WHO 工作人员亲临该国访问证实。我国天花消灭的证实属于此列。全球委员会要求世界其他国家提交关于该国已无天花正式报告,并注明最后发生天花年代。全球委员会在证实全球天花消灭之前复查了来自 121 个国家和地区所提交的报告。自 1978 年 1 月 WHO建立天花传闻登记(rumor register)以来,到 1979 年 12 月,已消灭天花的 40 个国家向 WHO 报告的天花传闻共 104 起。经调查,均已否认。1979 年 12 月全球消灭天花证实委员会在它的最后一次会议上郑重作出结论:① 全球消灭天花计划已经完成;② 没有任何迹象表明天花将以地方性疾病的面貌卷土重来。

三、狂犬病的攻坚战

尽管人类很早就有免疫的观念,知道用种痘法预防天花,然而免疫学在 19 世纪后期才创立。

19 世纪 70 年代,法国流行传染性非常强的鸡霍乱,给养鸡业造成了巨大损失。当人们求助于已远近闻名的巴斯德时,他又一次肩负起了挑战自然的重任。巴斯德和他的同事们选择了鸡霍乱菌做减毒培养试验,用肉汤做培养基。最初,他们猜想,如果把菌苗反复多培养几代,也许毒性会减低,但实验结果并没有收到预期的效果。将经过多代培养后的疫苗给鸡注射,鸡仍然很快发病死亡。他们只好尝试其他方法,一个偶然的发现使巴斯德和他的同事找到了新的减毒办法。

1879 年的夏天异常炎热,巴斯德和助手劳克斯决定外出度假。劳克斯走时匆匆处理了试验材料,打算休假回来再重新开始。9 月份当他回到实验室的时候,无意中发现角落里还有一份两个月前接种的试验样品。劳克斯本想将它随手丢掉,但最终改变了主意,是想试试这份菌苗是否还有效。于是,他用这份疫苗给鸡接种,结果发现鸡的反应并不像接种新鲜疫苗那样强烈了。是病菌的毒性降低了,还是病菌的数量减少了?他们暂时还不能得出确切的结论,于是他们又在新培养基上培养这株菌苗,并重复了类似的过程。"陈旧"的菌苗毒性减弱这样一个重要的发现就这样产生了。在肉汤内接种菌苗后,放置 3~8 个月或更长的时间,然后接种到新的培养基上,再经过几次培养,给鸡注射,鸡的死亡率不断下降,说明菌苗的活性越来越差了。利用这种给病菌减毒的办法,巴斯德和他的同事们获得了鸡霍乱的减毒苗,也就是我们今天所说的减毒活疫苗。[4]巴斯德制成的用于家畜炭疽病防治的减毒活疫苗发挥了神奇的功效,引起了极大的轰动。为了彻底消除人们的疑虑,巴斯德与法国农业部门合作,进行了大规模的对比试验,取得了令人信服的结果。

接下来,巴斯德转向了另一种传染病的攻坚战——狂犬病。巴斯德说过,"当我还很幼小的时候,窜到阿波瓦街上来的野狼时时咬伤行人,受害者的哭喊声常常萦绕在我耳际。"这种童年时的体验,或许就是促使他下决心为人类解除这一严重痛苦的因素之一。

引起狂犬病的是病毒,它比细菌小得多,事实上,用普通显微镜是根本看不到的,因此巴斯德无法直接找到病原体。很自然,他最初的实验就是:将疯狗的唾液给健康动物注射。巴斯德和他的助手用套圈把狗套住,拉到笼栅旁边,又费了极大力气把狗嘴弄成半张状态,牢牢地缚紧。然后,巴斯德亲自将一根细玻璃管伸进狗嘴,一滴一滴地将唾液吸进杯子。

然而注射唾液的实验没有结果。被注射的兔子不一定死亡,死了也未必由于狂犬病,因为唾液中含有多种致病菌。他于是改用狂犬的血液,结果同样不满意。巴斯德又反复观察,发现狂犬病的症状主要表现在神经系统,因此他断定神经系统中一定有许多病原体。他们于是摘取了一点狂犬的脑组织,在消毒水中磨碎,然后注射。结果,动物都得了狂犬病,但潜伏期的长短相差悬殊。他们又将材料经颅骨切口直接注射到动物的脑部。用这种方法,动物都一律在 14 天内发狂犬病。巴斯德的下一个目标是创造狂犬病的预防接种法。病原体尚未找到,要制造疫苗,就不能用过去的老办法。但是,既然狂犬的神经组织能使其他动物得病,这不就是病原体的代用品吗?根据细菌材料变陈后毒性降低的经验,巴斯德摘取了患狂犬病兔子的一段脊髓,将其挂在无菌的玻璃瓶内。他发现,这份材料的毒性逐渐减少,至第14天毒性完全丧失。他于是将已悬挂了14天的材料注射到健康狗的皮下。次日,又注射悬挂了13天的材料……最后,注射当天死于狂犬病的兔子的材料。用这种方法接种过的狗,能够耐受狂犬的噬咬,甚至将极强的狂犬材料直接注射到它脑部,它也不再感染狂犬病了。

巴斯德感到有必要请一个专门机构来鉴定自己的方法。政府同意成立一个委员会,并立即开始工作。有两个月之久,他们连续不断地试验,没有一次失败。凡是用他的方法接种过的狗,再被疯狗咬或再将狂犬材料直接种入脑部,没有一只会发病。而未曾做过接种的狗,被狂犬咬后约有半数发病,若直接将狂犬材料种入脑内,则全数死去,无一幸存。

1885年7月6日,一个妇女带着九岁的儿子来找巴斯德。孩子名叫梅斯特,两天前他的脸和臂部被狂犬咬伤,伤口有14处之多,伤口上满是血迹和疯狗的唾液,痛得连走路也有困难。母亲含着眼泪哀求巴斯德救救孩子,巴斯德疼爱孩子,对这个男孩极为同情。他妥善地安置了母子俩的膳宿,然后请来了两位医学界的朋友,征求他们的意见。他的朋友们看到孩子显然已经无救,只有用巴斯德的方法或许还有一线希望,便劝他给予接种。当晚,梅斯特接受了第一次接种,以后每天接种一次。看来孩子的情况不错,白天他还常到巴斯德的实验室来逗弄那里的小鸡、兔子和豚鼠。但随着接种材料的毒性越来越大,巴斯德的忧虑也渐渐加重。他经常失眠,梦见小梅斯特蹦跳着向他走来,梦见他在花园里快乐地玩耍,或在因狂犬病而痛苦呻吟……治疗持续了10天,共注射12次。7月16日上午11点进行最后一次注射,所用的是前一天才从病兔身上取来的材料,孩子愉快地接受了接种。孩子得救了,巴斯德高兴得难以言喻。

10月份,巴斯德又应邀去抢救一名勇敢的牧童。这个14岁的男孩为了救一个比他更小的孩子挺身而出,与疯狗搏斗。他机智地逮住了它,用牧鞭把狗嘴绷紧,拖到小河旁,把它的头按下水面,直到断气为止。但在搏斗过程中,他自己已被咬得满身伤痕。虽然这个牧童受伤已有6天时间,但这一次巴斯德也把他治好了。治疗狂犬病的消息,奇迹般地传遍各地。

又有4个美国儿童被狂犬咬伤,在医生和母亲的陪同下乘船来巴黎。他们痊愈后返回美国,成了巴斯德治疗法的活广告。巴斯德的名声传到了大西洋彼岸。

在治愈梅斯特的第二年,一些来自俄罗斯、英国、阿尔及利亚及法国的狂犬病人,都慕名请求巴斯德给予治疗。这一年他治好了 1 726 人,除 10 人因耽误了时间死亡外,其余全部健康出院。这数千人的生命,都是巴斯德从死神那里抢回来的。巴斯德被人们尊称为"人类健康的保护神"。[5]

用于人类的狂犬病疫苗从此诞生了,至今狂犬疫苗仍是预防狂犬病的最有效方法。在此基础上,一系列疫苗被研制出来,巴斯德的人工免疫法为现代免疫学奠定了强有力的基础。

四、理论的突破

在研发疫苗的同时,免疫学研究也获得了突破。19 世纪中叶以后,由于巴斯德、科赫等人的发现,人们知道传染病是由细菌引起的,但是有一个奇怪的现象:同样都受到细菌的感染,有的人得病了,有的人却健康如初。因此有的科学家推断:人体内一定存在着某种免疫机制,这种免疫机制能够消灭人体内的细菌,保卫人体免受细菌危害。但每个人的免疫机制强弱不同,免疫机制弱的就会得病,反之则不会受到危害。这种免疫机制是什么? 它是如何起作用的? 这个问题成了科学家们研究的焦点。艾利希与梅契尼科夫分别对这个问题进行了研究,得出了不同的回答。

梅契尼科夫的研究首先是从低等动物——变形虫开始的。变形虫是一种单细胞生物,它们没有专门的消化器官,消化是在细胞内进行的。变形虫接触到食物后,通过形体改变,将食物包围在细胞内,消化后再将残渣排到细胞外。随着动物的进化,低等动物变成高等动物,细胞内消化变成消化道内消化。梅契尼柯夫研究后发现:在高等动物体内,仍存在着一些类似变形虫的进行细胞内消化的游走性细胞——白血球,它能够吞噬侵入的异物。梅契尼柯夫仔细地观察水蚤的白血球吞噬入侵的酵母菌的过程。在显微镜下,他常常要连续几小时目不转睛地观察微观世界里的"生死搏斗"。耐心的梅契尼柯夫终于得出结论:白血球就是人和动物的免疫机制。他把白血球称为吞噬细胞。著名细菌学家科赫曾在动物的白血球内看到完整的炭疽杆菌,但他认为这是病菌"侵入"了白血球。而梅契尼柯夫的看法正好相反,他认为这是白血球把病菌"吃"进去了,因为炭疽杆菌并没有在白血球内生长繁殖,而是逐渐被消化掉了。1884 年,梅契尼柯夫正式发表了《机体对细菌的斗争》这篇著名的论文,轰动了整个医学界。也就在这一年,梅契尼柯夫应法国著名生物学家巴斯德之邀,前往在巴黎的巴斯德研究所开展研究工作。梅契尼柯夫的理论一开始便遭到了来自各个方面的反对和诽谤。当时以科赫为代表的生物学界都赞成体液免疫学说,认为人和动物所以具有免疫性,是由于它们的体液如血液、淋巴液等中有对抗病菌的物质。1890年,在科赫领导的柏林研究所,贝林和北里柴三郎发现了抗破伤风毒素和抗白喉毒素,这两种抗生素都存在于动物的血清里,因此它们的发现是体液免疫学说的重大成绩。科赫于是高兴地说:体液免疫学说已经战胜了细胞免疫学说。形势显然不利于梅契尼柯夫的细胞免疫学说,但他充满信心,毕竟自己的发现是以实验事实为基础的,是能够经受住考验的。他现在的任务就是回答抗毒素的诞生带给他的挑战。梅契尼柯夫又经过一系列的新实验,提出了无可辩驳的解释:对付侵入身体的病菌,白血球是第一道防线,病菌侵入之时,它就开始"战斗",而血液中的抗毒素是第二道防线,在病菌侵入一段时间后才产生出来,而且它的产生与白血球有关。梅契尼柯夫的研究成果引起了学术界的高度重视,终于在1896年,即他创立细胞免疫学说之后12年,他的理论取得了决定性的胜利。[6]

而1890年,在柏林传染病研究所所长、著名细菌学家科赫的邀请下,艾利希回到柏林。艾利希开始与细菌学家贝林(E. A. Von Behring,1854—1917)合作进行白喉抗毒血清的研究。当时,贝林已发现在感染过致命的白喉杆菌后康复了的动物的血液中,存在着特殊的免疫物质。它是动物体内生成的一种和细菌结合后可使细菌失去致病作用的化学物质,具有巨大的临床应用潜力。然而,遗憾的是,他一直无法使这种物质投入临床应用。艾利希加入这项工作后,凭借自己深厚的化学知识和娴熟的实验技术,迅速解决了贝林的难题,并设计了一种定量方法测定抗毒素的治疗单位。他发现血清中抗毒素的量可以受到多种因素的影响而发生明显的变化,所以必须制定一种标准,以便精确地测定抗毒素;接着他以白喉抗毒素血清为模型,完成了以"单位"测定抗毒素的量的课题,推动了血清疗法的应用和发展。1892年,贝林和艾利希研制成功白喉抗毒素。这种抗毒素是一种含有能够中和白喉杆菌毒素的抗体的血清。

从人体的不同组织和器官对特定的化学物质可能存在着不同的"亲和力",到发现能够中和白喉杆菌毒素的抗体血清,艾利希经过多年的实验研究和临床观察,认识到人体内存在着识别外来物质的系统,并提出了一个解释这种现象的假说——侧链说。艾利希 1897 年提出的这一学说借鉴了 1894 年费希尔(Fisher)关于酶的功能的"锁和钥匙的学说"。"侧链说"认为,细胞是装备有侧链(后来他改称为"受体")的巨大分子,这种受体除了负责与食物相结合的营养受体外,还有与毒素相结合的受体。当细胞受到毒素作用后,大量地产生这种受体,从细胞上脱落到血流中,中和毒素,即为抗毒素。如果抗毒素产量不足,细胞便与毒素结合,从而使细胞受到损害。虽然,艾利希的这一学说明显地受到魏尔啸"细胞病理学"的影响,单纯地从细胞的角度观察免疫机理,但这是第一个有广泛而深远影响的体液免疫理论。[7]

在 19 世纪建立的体液免疫和细胞免疫这两大学派相互论战了 20 多年,直到 1903 年,赖特(A. E. Wright,1861—1947)和道格拉斯(S. R. Douglas,1871—1936)在研究吞噬作用时发现了调理素,证明在抗体参与下可使白细胞的吞噬作用大为增强,从而使人们认识到这两种理论的互补作用,由此才化解了细胞免疫学派和体液免疫学派之间的矛盾,两大学派才统一起来。在此之后,免疫接种更是成为了预防疾病的最有效手段,科学家们以百倍的热情投入到了寻找疾病疫苗的战斗中来。

五、消灭白色瘟疫

在 20 世纪初,人们对于结核病仍束手无策,这种"白色的瘟疫"不知夺走了多少人的生命。20 世纪初,面对着成千上万的人因患结核病而悲惨地死去,卡尔默特(Calmette,A. 1963—1933)和介兰(Guerin,C. 1872—1961)两位法国医生决心寻找一种能防治这种瘟疫的方法。他们在里尔的巴斯德研究院分院里,开始了预防结核病的实验研究。

在卡尔默特和介兰之前,曾有许多学者试图用结核菌制成疫苗给人接种,用以预防结核病。有人把结核菌杀死后制成疫苗,给动物接种无效;有人从结核菌里提取出来某些蛋白质成分制成疫苗,进行动物试验也无效;有人用活结核菌,给动物接种,由于毒性太大,往往造成动物死亡。

刚开始,两位细菌学家共同研究,试图把结核杆菌接种到两头公羊身上,经过多次试验,都失败了。一个秋天的下午,卡尔默特和介兰来到巴黎近郊马波泰农场,在一条小道上散步,边走边谈论着他们共同试验的情况,分析失败的原因。当他们走到玉米地边时突然发现,地里的玉米,杆很矮,结的穗很小,感到奇怪,他们很关心地找到农场主问及此事:"这些玉米长得这样不好,是不是缺乏肥料造成的?"农场主告诉他们:"玉米不缺肥料,是因为玉米引种到这里已经十几代了,可能是退化了。"这个偶然的发现,使得卡尔默特和介兰从玉米的退化马上联想到结核杆菌的试验。他俩共同探讨,如果把毒性强烈的结核杆菌一代一代的培育下去,它的毒性是否也会退化呢?用退化了毒性的结核杆菌再注射到人体中,不就可以既不伤害人,又能使人体产生免疫力了吗?

1907 年,他们从一头患有结核病的牛身上分离出一株致病力极强的结核菌,他们把这种结核菌株放入马铃薯、牛胆汁再加入 5％的甘油制成的特制培养基中培养,并且每隔 3 周移种一次,经过 33 代移种后,他们俩发现,这种结核菌的烈性已大大减弱了,即使用 1 毫克这种减毒的结核菌也不能使豚鼠致死,而未经减毒的结核菌仅 0.01 毫克的剂量就能使豚鼠发生结核病,并且往往在两周内就会死亡。实验证明了卡尔默特和介兰的思路是正确的,这极大地鼓舞了两位科学家的信心。他们继续对上述菌种进行移种培养,并且用家兔、猴子、小羊和小牛进行多次试验。经过长达 13 年之久的努力工作,当他们把这种结核菌移种培养到了第 231 代时,用这种结核菌为动物接种,结果显示这种毒力极弱的结核菌已不能使动物发生结核病了,但它却仍保留着能使机体对结核病产生免疫作用的抗原。卡尔默特和介兰终于找到了预防结核病的方法。

1921 年,法国医生维尔·哈勒首次把卡尔默特和介兰制成的减毒活结核杆菌疫苗应用于临床。第一个被接种的人是巴黎某家医院的一个婴儿,这个婴儿的父亲死于肺结核,母亲也患有严重的肺结核,在婴儿出生后就死去了,可怜的婴儿就只得交给他的祖母抚养,可是他的祖母也有肺结核病。在这种情况下,如果不设法让婴儿从自己体内增强对结核菌的抵抗力,他必将感染上结核病。维尔·哈勒医生就决定为他做预防接种,结果婴儿果然免除了结核病的威胁,健康成长。卡尔默特和介兰兴奋地看到经过多年的努力工作已结出了胜利的果实。以后他们又用了 3 年的时间,进行临床接种试验 300 多次,证明这种减毒活结核杆菌疫苗的效果安全可靠。1924 年,他们正式公布了自己的发明,并用他俩的姓来命名这种减毒活结核菌苗为"卡介苗",英文缩写字母 BCG。卡介苗推出后,欧洲大陆一些国家积极推广。1928 年,法国已有 116 000 名婴儿接种了卡介苗。

然而美国、英国、德国等国家则对卡介苗的效果持怀疑态度。阻止这种疫苗推广使用的主要原因就是 1930 年发生在德国吕贝克的一次医疗事故,当时 249 名接种疫苗的婴儿中竟有 73 名死亡。后来科学家才发现,造成这次事故的真正原因是注射的疫苗事先不小心受到了污染。卡尔默特和介兰也始终毫不气馁,他们相信科学的真谛终究会被人们接受的,他们在许多的科学刊物上发表文章,以科学试验证明卡介苗的安全性和有效性。尽管他们说理、辩护,但仍有许多国家拒绝采用。直到第二次世界大战以后,美国进行的研究和英国医学研究理事会组织的长达 16 年的研究证实了卡介苗确实可以预防结核病以后,这两个国家才正式采用并开始在全世界大规模推广。到 1961 年介兰去世时,世界上已有 2 亿多人接种了这种疫苗。[8]

在 20 世纪 30 年代末,我国就有医生和卫生学家向政府建议,在中国推行接种卡介苗。卫生行政当局鉴于对卡介苗尚有争议,所以未予准许。1931 年,重庆一位叫王良的医生到法国去留学,向卡尔默特学习卡介苗制造技术,经过 2 年的努力,于 1933 年学成回国,并带回了卡尔默特赠送的两管结核菌菌种。王良在重庆建立了卡介苗制造所。1933 年底,王良将研制成功的卡介苗首次给婴儿接种,此为我国接种卡介苗的开端。他在一年内为 200 多个婴儿接种,取得了较好的效果。1937 年,上海也开始研制生产卡介苗,经过动物试验后,证明这种疫苗确实低毒无害,于是开始进行人体接种。此后,卡介苗接种在我国逐渐推广开来。

经过人们长期的研究观察,证明接种卡介苗以后可以在人体内产生对结核杆菌的特异免疫力,使结核病的发病率明显下降,一般发病率可减少 80%～90%,通常接种一次,对结核杆菌的免疫力可维持 3～4 年。现今在婴幼儿中普遍接种卡介苗,因而结核性脑膜炎和急性粟粒性肺结核的发生显著减少。近年来,人们发现卡介苗除了可增强人体抗结核的能力外,它还是一种有效的免疫促进剂。对许多肿瘤病人进行免疫功能检查,通常可以发现这些病人的免疫功能是明显低下的,而注射卡介苗可以提高这些病人的免疫能力。据研究,卡介苗用于膀胱癌及黑色素瘤病人,作为一种增强免疫的辅助疗法,可起到良好的效果。

六、挽救铁肺里的患儿

与天花一样古老的还有一种传染病,此病毒主要感染 5 岁以下的儿童,发病后,病人出现发烧、颈部僵硬、呕吐等症状。大约有 1/200 的病人最终肢体残疾,严重的会因为呼吸肌肉麻痹而死亡。根据其症状,人们将此病称为小儿麻痹症。因此病主要引起脊髓麻痹，所以又叫脊髓灰质炎。脊髓灰质炎是由一种圆形的、在电子显微镜下观察直径不到 30 毫微米的病毒引起的。在一块公元前 1500 年到公元前 1300 年之间的埃及浮雕上，则可能提供了关于脊髓灰质炎的最早记录——浮雕上的那个年轻祭司的一条腿萎缩了，这一特征与脊髓灰质炎发病后的症状很相似。另外，在古希腊医学中也有关于脊髓灰质炎这种病的记载。但是，对于它的原因、病理机制和流行情况却不清楚，更谈不上如何采取预防和治疗措施了。直到 18 世纪，人们才意识到作为一种特定疾病存在的脊髓灰质炎。1789 年，英国的医生伍德胡德做出了世界上第一例脊髓灰质炎的临床描述。

1840 年，德国的医生海涅系统地研究了脊髓灰质炎，认为它很可能牵扯到脊髓。但是，由于当时条件的限制，海涅无法进一步了解这种传染病的本质是什么。1870 年，瑞典医生查柯特研究了这种病的病因。脊髓灰质炎病毒有一个最大的特点，就是具有嗜神经毒性，即它对神经有"嗜好"，这种病毒可以散布到整个中枢神经系统，所以病灶有散在和多发的特点，可涉及大脑、中脑、延脑、小脑和脊髓，并且以脊髓损害为主，尤其对运动神经元的损害最明显。病毒损害至脊髓的颈段和腰段的前角细胞，严重的更累及中间柱及后角。这时，在临床上会出现四肢瘫痪，所以把这种病叫做"脊髓灰质炎"，或"小儿麻痹症"。

1908 年，奥地利著名医学家兰德斯坦纳在研究中发现，将死于脊髓灰质炎的小儿的脊髓材料给猴子注射时，猴子表现出相似的症状和病理特征。1909 年，他又和波普尔分离并确认了脊髓灰质炎病毒是导致脊髓灰质炎的病原体。然而，针对脊髓灰质炎的疫苗却迟迟没有发明出来。1916 年，脊髓灰质炎在纽约爆发，这次脊髓灰质炎的爆发导致了数千人死亡。在 20 世纪早期，为了治疗患有脊髓灰质炎的病人，一种叫作"铁肺"的呼吸辅助装置应运而生。

既然找到了传染脊髓灰质炎的病毒，接下来的工作就是根据前人所进行的疫苗研究的思路，研制能防治脊髓灰质炎的疫苗了。医学家们希望沿着巴斯德开辟的道路，能找到一种预防脊髓灰质炎的疫苗。但是工作一开始就遇到了麻烦。由于只有灵长类高等动物，如猴、猿等易感脊髓灰质炎病毒，而且当时人们认为这种病毒只能在神经细胞中生长、繁殖，而神经组织又难培养，因此在培养病毒上遇到了难题，不像以往的病毒培养那样比较容易,所以工作进展缓慢。20 世纪 40 年代以后,美国人恩德斯在研究中发现,脊髓灰质炎病人的排泄物中也存在有大量的病毒,原来脊髓灰质炎病毒可以在肠道组织中繁殖。这一事实使他考虑到既然这种病毒并不是只能在神经细胞中生长,那么,用人体的其他组织细胞培养一定能够成功。经过一段时间的研究,恩德斯等人成功地以各种人胚组织,包括上皮、心、肝、脾、肺、肾、肾上腺等培养出了脊髓灰质炎病毒。他们将病毒培养液给猴子注射,使它受这种病毒感染而出现了典型的下肢瘫痪症状,说明利用人的其他组织培养脊髓灰质炎病毒实验获得了成功。人们就找到了用人体组织来培养脊髓灰质炎病毒的方法,而不需要利用活的猴、猿等高等动物去培养,这样就有了进行大规模研究和以后大规模制造脊髓灰质炎疫苗的物质基础。

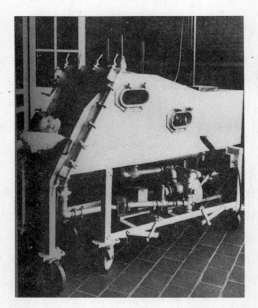

美国生物医学工程师 P. Drinker 于 1937 年发明的呼吸机:铁肺

1934 年,美国纽约的布罗迭医生和费城的克尔麦医生分别宣称研制成功了疫苗。由于急功近利思想的作祟,他们都在还没有经过足够的动物试验以证实疫苗确实安全可靠的情况下,将 21 000 份疫苗匆匆投入应用,结果酿成了医学史上的一出悲剧。根据《美国医学会杂志》报道,疫苗接种后,造成 12 人发生四肢瘫痪的严重反应,其中 6 人死亡。事后,医学界进行了认真的反省,发现除责任因素外,疫苗制备的技术粗糙、没有考虑到不同类型病毒抗原性上的差异,也是导致这场悲剧的重要原因。这一事故也给医学研究和公众的心理投下了阴影。

然而,挫折更加激起了科学家们的拼搏精神。科学家们继续研究制备疫苗的方法。由于脊髓灰质炎猖獗一时,特别是对儿童的威胁很大,引起了全世界的关注和重视,尤其在欧美成立了许多政府或民间资助的研究机构和专项基金会。如美国的国家小儿麻痹基金会,得到了罗斯福总统的大力支持,罗斯福总统本人就是因患小儿麻痹症而致使下肢瘫痪的。这个基金会在1938—1962年期间共筹集资金6.3亿美元,有力地支持了研究工作的开展。此外,这个基金会还负责组织、协调和管理全美国的脊髓灰质炎的研究工作。社会的需求吸引了更多的科学家集中到这一研究领域,同时社会也给予物力、财力的大力支持,致使脊髓灰质炎的研究成为20世纪上半叶病毒学领域的中心课题之一。

第二次世界大战以后,脊髓灰质炎研究又重新成为医学家关注的焦点之一。由于国家小儿麻痹症基金会的扶持,索尔克早在1947年就开始了研究工作。一般来讲,疫苗由一个存活的病毒构成,它被注射进健康的人体,其工作原理是:引发一次轻微的疾病,调集人体的自然抵抗能力,从而产生免疫。由于在30年代的实验中,接受疫苗者中发生了几起死亡事件,活菌脊髓灰质炎疫苗的危险性已广为人知。然而大多数的脊髓灰质炎研究者仍寄希望于能够培植出一种弱化过的、但仍然存活的病毒,而索尔克则开始尝试灭过菌的疫苗的可能性(他曾协助别人培植出了预防流感的疫苗)。到了1952年,他终于制成一种灭过菌的脊髓灰质炎疫苗,它能在实验动物身上引起免疫而不引发任何病症。在谈到首例新疫苗人体接受者的决定时,索尔克说:"我把它看作是一种典礼和象征。你自己不愿意这样做时,就不应该在别人身上这样做。"经过工作人员注射试验后,索尔克于1952年开始公开试验。当时脊髓灰质炎发病率正处于巅峰,在美国有5.8万起病例,欧洲和亚洲也有相近的发病率。整个夏天,纽约的一家报纸在头版的花边文字栏刊载每天的脊髓灰质炎患者统计数字。各地的父母们警告孩子不要到游泳池和公共喷泉去,睡觉关紧窗户,以防这种病从窗台爬进来。1955年领取使用执照的索尔克氏疫苗平息了这场恐慌,全球几百万的孩子排队等候注射。[9]

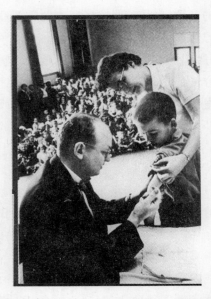

索尔克(J. Salk)在为儿童进行脊髓灰质炎疫苗接种

索尔克的疫苗效果很好,但有一个缺点,它不能有效阻断病毒的传播。其实,差不多和索尔克同一时间,萨宾也在小儿麻痹症全国基金会的支持下进行疫苗研究。他把脊髓灰质炎病毒在猴子的肾脏细胞中一代代培养,直到筛选出不能致病的毒株,然后制成疫苗,称为减毒脊髓灰质炎疫苗。这是一种口服疫苗,服用起来非常方便,比针剂注射更简单。1960 年代,萨宾的疫苗得到了许可证,它很快取代了索尔克的疫苗,成为预防脊髓灰质炎的主要手段,为世界消灭脊髓灰质炎作出了重大贡献。

七、未来的疫苗

在疫苗的应用中,人们发现灭活疫苗、用细菌成分制备的疫苗和类毒素疫苗都是相当安全可靠的。但是,一些灭活的疫苗免疫效果还不能令人十分满意;另一方面,免疫力较低的人注射减毒疫苗后,可能引起这种疾病的发生。此外,为了预防不同疾病,需要接种各种不同的疫苗,这种不断的疫苗接种也会给人们带来不便,所以人们希望能有更为安全、有效的疫苗诞生。随着科学技术的发展,人们的这种愿望正在得以实现,如联合疫苗的出现。

联合数种疫苗抗原的主要目的是在减少注射次数的同时预防更多的

疾病。联合疫苗能提供更多的便利：减少运输费用、扩大接种范围以及具有更好的顺应性。如婴儿免疫接种已实现 5 种不同抗原一针注射：白喉、破伤风、全菌体或无细胞百日咳、灭活脊髓灰质炎和 b 型流感嗜血杆菌。将来，还会组成 6 联、7 联甚至更高的联合疫苗，因此未来儿童联合疫苗的发展方向将是使儿童在生命的最初几个月获得对白喉，破伤风，百日咳，脊髓灰质炎，b 型流感嗜血杆菌，呼吸道合胞病毒，副流感病毒（1,2 和 3 型），肺炎球菌感染（包括中耳炎），脑膜炎球菌感染，甲型、乙型和丙型肝炎，轮状病毒，腺病毒和结核病的免疫力。未来成人联合疫苗能潜在地预防巨细胞病毒、爱泼斯坦巴氏病毒、细小病毒、人类免疫缺陷病毒、单纯疱疹病毒、乳头病毒和沙眼衣原体。

最近 10 年，世界上用于预防病毒的疫苗较过去的 10 年几乎增加了 10 倍，使千百万人通过疫苗接种增进了其生活质量，并且已在全球消灭了天花。2000 年濒临消灭的脊髓灰质炎、麻风、白喉、百日咳等主要传染病的病死率降低了 80％。然而在全球，传染病、寄生虫病仍然是发病率、病死率很高的病因，要采用新的策略和新的设计研究并改进现有的疫苗和开发新型疫苗。

基因工程的出现，为医学家们研制新型的疫苗开辟了广阔的前景。在过去 10 多年的时间里，医学家们为研制新型的疫苗开展了大量的工作，并且已取得了令人鼓舞的成果，一些采用基因工程制造出来的疫苗已开始应用于人类。DNA 疫苗又称核酸疫苗（nucleicacidvaccine）、基因疫苗（gene-vaccine），是将编码某种抗原蛋白的外源基因（DNA 或 RNA）直接导入动物体细胞内，并通过宿主细胞的表达系统合成抗原蛋白，诱导宿主产生对该抗原蛋白的免疫应答，以达到预防和治疗疾病的目的。这种免疫制剂称为 DNA 疫苗，这种免疫称为核酸免疫、基因免疫、DNA 介导的免疫以及遗传免疫等。

核酸疫苗的概念始于 1990 年，美国威斯康星大学 Wolff 等在研究基因导入细胞的方法时意外发现，对照组在注射 DNA 时未加任何化学试剂，但肌细胞吸收了裸露的质粒 DNA 并高水平地表达了外源蛋白，且表达量比脂质体介导的 DNA 质粒还高，于是他们提出了应用编码抗原的基因在细胞内表达，可作为研制新型疫苗的手段。Tang 等（1992）将人生长激素基因通过基因枪导入小鼠表皮细胞，几周后 88％（30/34）被接种的小鼠产生抗人生长激素抗体。之后，对 3 只有该抗体反应的小鼠进行二次免疫，结果表明试验组小鼠抗体水平明显升高,而对照组的小鼠抗体水平无明显升高,Tang 等的这一研究结果标志着核酸疫苗的出现。1993 年 Ulmer 等经小鼠肌内注射编码甲型流感病毒核蛋白的载体质粒 DNA 后,发现可有效地保护小鼠抵抗另一亚型流感病毒的攻击。这一发现使 DNA 疫苗研究成为全球疫苗研究的最热点。1994 年世界卫生组织全球疫苗和免疫计划委员会(WHOGPV)等 3 个组织在日内瓦联合召开了核酸疫苗会议,充分肯定了核酸疫苗的优点及应用前景,认为核酸疫苗是未来疫苗研究的方向,是疫苗学研究的新纪元。

今天的疫苗使用病毒表面抗原去唤起免疫反应,比以前的疫苗费用更低,也更安全。DNA 疫苗作为免疫接种的新途径有许多超出传统疫苗的潜在优势。通过基因枪头的传递,免疫 DNA 被骨髓细胞、肌细胞和郎罕氏细胞吸收,它的优势在于细胞内表达抗原能诱导细胞毒 T 淋巴细胞(CTL)反应,并且在没有佐剂的情况下诱导体液免疫。另外,延长抗原的表达能满足增强免疫的需要,DNA 技术相对简单,克隆新的抗原十分迅速,并且易于制备和纯化,DNA 疫苗也十分稳定。目前,利用这种方法已成功地制成了乙肝疫苗,并已逐步开始普及预防接种,人类征服乙肝的日子已为期不远了。此外,重组牛痘病毒也获得了成功。科学家们发现,在牛痘病毒的 DNA 长链中,有许多非必需和重复的区段,因此,可以把多种病毒的抗原基因重组到痘苗病毒中,形成一种高效、安全的新型人用疫苗。

虽然疫苗存在已有 200 年的历史,但 20 世纪最后 10 年被公认为是"疫苗 10 年"。第二次世界大战后适于公众的疫苗数量稳步上升,近年来免疫学的进展导致疫苗开发空前迅速。大量有希望的新型疫苗正用现代技术进行研制开发,最先进的技术不仅用于开发新型疫苗,还用于改进已有疫苗。可以预见,在不久的将来,会有更加安全、高效的疫苗问世,人类从而能免除更多疾病的威胁。

更重要的是,社会的共识进一步推动着未来的疫苗接种。1990 年在联合国儿童基金会的赞助下,一位著名的技术专家编写了《纽约宣言》,文中对一些新的和改进的疫苗的可行性和特点作了探讨,由此在一些世界性的疫苗企业中初步开始了相关的工作。由于这一宣言在后来由各国行政首脑参加的世界儿童大会上被采纳,因此,一个新的组织在 WHO、UNICEF、WB、UNDP 以及洛克菲勒基金的赞助下成立了。它被命名为儿童疫苗促进委员会(CVI),在 WHO 的指导下工作,承担了 WHO 扩大免疫计划

(EPI)的责任,并以很大热情推进了一些《纽约宣言》建议的新疫苗的成功开发。CVI存在了大约十年之后解散,并于1999年由疫苗和免疫全球联合会(GAVI)替代了它的职能。该组织在WHO、UNICEF和WB的授权下,继续管理EPI项目,并促进有关疫苗的研究开发以及相关的协调、顾问政策及财务事宜。目前,GAVI仍在世界范围内积极发挥作用,并邀请世界团体的有关志愿者参加,以帮助其工作继续进行。与GAVI目标一致的工作还有Bill & Melinda Gates基金拨款建立的一个儿童疫苗项目(CVP),该项目由健康专门技术项目(华盛顿西雅图的PATH)所推进,其目的在于将各种新疫苗引入发展中国家,这些疫苗包括疟疾疫苗及其他疫苗,其工作过程包括疾病评估、临床试验、可行性研究、障碍确定以及利用特殊拨款的优势扩张以支持其相应的研究。最重要的是,Gates基金在UNICEF中建立了一个很大的全球疫苗基金,为那些国民生产总值低于人均1 000美元的小国家购买非传统疫苗。[10]

注释:

[1] 张大庆著.医学史十五讲.北京:北京大学出版社,2007:142-144

[2] 武斌著.人类瘟疫的历史与文化.长春:吉林人民出版社,2003:200

[3] [英]伊恩,珍尼佛·格雷恩著.天花的历史.杭州:浙江人民出版社,2006:164-166

[4] 鑫阳.人工免疫法:休假归来的意外收获.发明与创新,2011,(3):45

[5] 蒋佩明主编.世界100位科学家.南昌:江西科学技术出版社,2003:310

[6] 武变瑛,周文英编著.生命的链条:诺贝尔生理学及医学奖获得者成才故事.北京:北京师范大学出版社,1998:107-110

[7] 路甬祥主编.创新辉煌:科学大师的青年时代(上、下册).北京:科学出版社,2001:843-850

[8] 王文侠编著.改变世界的100大医学发现.武汉:武汉出版社,2008:101

[9] [美]洛兰·格伦农主编.20世纪人类全纪录:科技 & 巫幻.北京:中国友谊出版公司,2008:81

[10] [美]H.C.J.埃特尔主编.DNA疫苗.李琦涵,刘龙丁,车艳春主译.北京:化学工业出版社,2005:18-19

饮食中的健康

——维生素与营养学

　　如今人们总在为食物中添加了某些物质而担心影响健康,可曾几何时,情况正好相反,人们因食物中缺少某些物质而引发疾患。可发现疾患不难,难的是找出背后的原因。在大家都认为疾病是细菌感染引起的病变时,一个他人不曾关注的细节却引起了某位医生的注意,正是这一细节的发现让他成为了发现维生素的先驱,更让他荣获了诺贝尔奖。可他的工作仅仅是一个开始,在他之后世界各地的学者们纷纷涉足这一领域,各类维生素相继被发现,营养学成为一门学科,人们的健康观念也在悄然发生着根本性的转变。

一、最早的维生素缺乏病

"民以食为天",可见"食"是人生中的第一件大事。可是怎样才是科学的吃法,20 世纪以前的医学家对这些并不太了解,所以,在人类历史上出现过许多营养缺乏性疾病。

几百年前人们就已经知道坏血病(scurvy,这种疾病会引起齿龈痛、关节痛和多发性出血)是可以通过多吃绿色蔬菜或水果来预防的。《艾伯氏纸草记事》(Eber Papyrus,约公元前 1150 年)和希波克拉底(Hippocrates,约公元前 420 年)著作中的相关病例描述常被引用来指出:坏血病普遍存在于当时的古代人群中。事实上,据说在原始人类的遗骸中已发现了该疾病症状。在中世纪,坏血病常见于北欧,那时,当地农业整个冬季都无法提供足够的维生素 C。坏血病在船员中盛行,他们经常在长达几个月的时间里只靠干制及腌制食品来生存。葡萄牙探险家达伽马(Vasco da Gama)曾透露:在他于 1498 年绕过好望角的航程中,160 名船员里约有 60% 以上失去了生命。1535—1536 年,法国探险家雅克·卡蒂亚(Jacques Cartier)报道说:在其第二次纽芬兰探险期间,在 103 名船员中只有 3 名没有出现坏血病症状(其中 25 人死亡)。1593 年,英国海军上将理查德·霍金斯(Richard Hawkins)写道:在其海军生涯中,他曾见到近 10 000 名海员死于该病。虽然坏血病与贮藏食品之间的联系早已显而易见,但是,有关治愈这种疾病的首次报道似乎是卡蒂亚提出的。据他描述,通过灌入由纽芬兰土著休伦人(Huron)制备的侧柏树皮汁能够迅速有效地对其船员进行治疗。

直到 1601 年,经常食用柑橘类水果或果汁仍然是预防该疾病的一种公认有效的方法。当年,英国私有武装船长詹姆斯·兰开斯特(James Lancaster)介绍了有关东印度公司船只上这类食品的常见问题。然而,考虑到柑橘类水果的易腐性,以及坏血病被视为一种"腐烂病",其中受影响的组织会变为碱性,著名的伦敦医师学会指出,其他一些酸可以作为代用品,因此,英国船只的外科医师都供有硫酸盐。在这种背景下,1746 年,后来被尊称为现代海军卫生学创始人的詹姆斯·林德(James Lind)——一个英国海军外科医生,进行了公认是第一次的对照临床试验,对有关英国海军船员坏血病的各种推荐治疗方法进行了比较。这些试验涉及患有坏血病的 12 名海员,他将这些海员配对进行为期两周的食物疗法,所用方案包括柠檬和橙子、稀硫酸、醋或其他推定药物。林德的结论是很明确的：使用柠檬和橙子治疗的配对海员几乎在 6 天内完全恢复，而其他治疗方法没有带来任何好转。1753 年，他发表了现已奉为传世经典的《坏血病大全》，该书的发表对当时的医学思想产生了很大的影响，因为它详细描述了人们过去在该病方面做出的努力（其中大部分是无对照的），并介绍了其试验的结果。虽然林德认为，柑橘有"一种类肥皂性、衰减和溶解的功效（去垢作用）"，其有利于促使因海洋空气而堵塞的皮肤自由排汗，但其结论的意义（得益于其对照性试验）在于确定了新鲜水果在治疗该病方面的价值。于是，到 1804 年，每天向全体海员定量配送柠檬汁在英国海军中已成为一项既定惯例，这一措施导致"limey"一词成为称呼英国水兵的一个俚语。

　　另一个疾病是脚气病，中国古代中药学中（约公元前 2600 年）曾描述过类似于脚气病（beriberi）的症状（例如，最初的腿部虚弱和失去知觉导致心脏衰竭、呼吸困难，某些情况下的水肿）。当然，脚气病也是盛行于许多亚洲人口中的一种历史很长的疾病，这些人群以精白米（即"白"米或去皮米）为主要粮食。例如，在 19 世纪 60 年代，日本海军经历了该疾病，30%～40%的海员受到了影响。在 19 世纪 70 年代，高木兼宽（Kanehiro Takaki）医生（一个受过英国教育的外科医生，后来成了日本海军医疗服务部的干事长）对海军进行了一个有趣的临床试验，首次发现了脚气病与饮食之间的联系：与没有出现这种疾病的欧洲海军相比，日本海军得到的多是低蛋白食物。高木医生在海军中进行了一项非对照研究，其中，他对船员的口粮进行了变动，减少大米食用量，而通过食用更多的肉、炼乳、面包及各种蔬菜来增加蛋白质的摄取量。这种做法显著降低了脚气病的发病率和严重程度。他解释说，这种疾病确实是由蛋白质食物摄入不足引起的。高木医生向日本海军提出的饮食建议是卓有成效的——到 1880 年，这种疾病已不再是一个船上问题，尽管事实上他的结论后来被证明是不正确的，考虑到那个时代的知识水平，这也是合理的。

　　另外还有佝偻病（rickets），这是一种骨生长疾病，其在儿童中表现为长骨变形（如弓腿、膝外翻、上臂或下臂弯曲）、关节肿胀和（或）头部变大，并且一般与人类社会的城市化和工业化有关。该病的大规模出现还是近期的事，相比坏血病或脚气病，涉及更多地理方面的因素。有关该病的首次书面报道被认为是丹尼尔·惠斯勒（Daniel Whistler）作出的，他于 1645 年在牛津大学医学论文中论述了这个问题。此后不久（1650 年），剑桥大学教授弗朗西斯·格利森(Francis Glisson)发布了有关该病的完整描述,所以很明显的是,到 17 世纪中期,佝偻症在英格兰已成为一个公共卫生问题。不过,佝偻病似乎还没有影响到早期的社会人群,至少没有达到目前这样的规模。英国医师帕姆(T. A. Palm)在 19 世纪末进行的研究表明,埃及木乃伊遗骸中没有显示出这种疾病的任何迹象。到 19 世纪后期,佝偻病在伦敦儿童中的发病率超过三分之一;在 19 世纪与 20 世纪之交,佝偻病患病率估计高达 80%,并且佝偻病已被称为"英国病"。注意到佝偻病没有出现在欧洲南部,帕姆于 1890 年首次指出,佝偻病只流行于日照相对较少的地方(如北纬)。他建议通过晒太阳来预防佝偻病。但也有些人认为,这种疾病可能有其他的病因,例如遗传或梅毒。在上个世纪之交后,西方医学界很多人仍不了解一种食物疗法或对其表示怀疑,而该食物疗法长久以来一直盛行于生活在波罗的海和北海沿岸的人们之中,并且在 1848 年就已在曼彻斯特疗养院被用来治疗成人佝偻病,即:使用鳕鱼肝油。直到 20 世纪 20 年代,有关佝偻病病因的争论才得以明朗化。

　　糙皮病(pellagra)则是一种以皮肤及口腔损伤为特征的疾病,并伴随着胃肠及精神功能的失调,目前,该病仍然非常流行。18 世纪以前,在民间并没有此疾病的记载,第一次有文献记载的时间在 1735 年,记载者是西班牙的医生加斯帕尔·卡萨尔(Gaspar Casal),他的观察结果被法国医生弗朗索瓦·蒂埃里(Francois Thiery)发表。卡萨尔是在被任命为菲利普五世国王的私人医生几年之后,与蒂埃里相遇的。在 1755 年,蒂埃里在 Journal de Vandervnonde 杂志上发表了一篇卡萨尔观察结果的简要概述,这是对此疾病的第一次公开报道。卡萨尔在自己的书中也对此病做了描述,他的书是关于西班牙北部流行性及地方性疾病的内容,书名为 Historia Natural Medico de la Principado de Asturias,此书在 1762 年,即他逝世后 3 年出版发行。卡萨尔将此病作为麻风病的一种特殊形式,命名为 real de la rosa,他认为糙皮病与贫穷和食用变质的玉米有关。1771 年,意大利医生弗朗切斯科·弗拉波利(Franceseo Frapolli)描述了一种相似的皮肤病。在他的著作 Animad Versions in Morbum Volgo Pelagraum 中,称这种病在意大利的北部十分流行。在那些地区,刚从美洲引进的玉米是主要的农作物,它取代了曾经的主要农作物黑麦。这种病在当地的名称为 pelagra(现拼为 pellagra),意思是粗糙的皮肤。有证据表明早在 1740 年就发现了这种疾病。到 1784 年,糙皮病在那个地方的流行极其迅速,以至于为了对付这种病在莱尼亚诺(Legnano)专门建了一所医院。糙皮病的治疗成功当时看起来好像并不是通过饮食,而是被认为与其他因素,如休息、新鲜空气、水和阳光有关。然而,这种病仍与贫穷和以玉米为主的饮食密切相关。随着糙皮病在意大利的发现,1829 年法国也对这种疾病作了报道。直到 1845 年,法国医生鲁塞尔(Roussel)才将糙皮病与卡萨尔的 real de la rosa 联系起来,并提出这些疾病(包括相似疾病 flemma salada)是相关的或类似的。为了证实他的假说,鲁塞尔在 1847 年用了 7 个月的时间在卡萨尔工作过的西班牙北部调查 real de la rosa 病例,之后他把结果呈递到法国医学研究所,作为支持他结论的证据。罗马尼亚的特奥达里(Theodari)和埃及的普鲁纳·贝(Pruner Bey)分别在 1858 年和 1874 年报道了此病。有一种奇怪现象很难理解:在玉米种植的发源地尤卡坦半岛一直没有糙皮病的流行,直到 1896 年才有此病的报道。糙皮病在美国流行了多长时间无人知晓,直到 20 世纪初这种病才成为美国的常见病。1912 年,巴布科克(J. W. Babcock)查阅了南卡罗来纳州立医院的记录,此病最早发生在 1828 年。人们普遍认为糙皮病发生在美国内战期间或之后,由于南部各州食物短缺导致。1907 年,乔治·瑟西(George Searcy)在美国医学协会做的报告中清楚指出,糙皮病至少在阿拉巴马州流行。到 1909 年,此病已在 20 多个州得到证实,其中有几个州成立了糙皮病委员会,而且在南卡罗来纳举行了一次关于此病的全国性会议。自糙皮病第一次被发现开始,它就与贫穷及以玉米为主的饮食联系在一起。最早产生的观点是此病由变质玉米中的毒素引起,然而到了 20 世纪,其他假说开始出现,包括糙皮病由被感染的药剂或带菌的昆虫所致。

二、第一种维生素的发现

在第一种维生素发现之前,许多特定食物的一些特殊的预防疾病的作用就早已被人们察觉到了。中国唐代医学家孙思邈(581—682)曾经指出,用动物肝可以防治夜盲症,用谷皮熬粥可以防治脚气病。实际起作用的因素正是维生素。动物肝中多含丰富的维生素 A,而谷皮中多含维生素 B,分别是夜盲症和脚气的对症良药。18 世纪,人们发现在食物中添加柑橘类水果可以防治坏血病的扩散。早在 1870 年,法国化学家让·仲马就通过实验发现:食物中除了碳水化合物、脂类、蛋白质、矿物质和水以外,可能还存在某种对生命和健康来说不可缺少的微量物质。

　　1880 年,瑞士巴塞尔大学研究生鲁宁首先发现牛奶中含有一种神秘的物质。虽然动物体对它需要甚微,然而一旦缺乏它就会影响健康,甚至导致死亡。但是,他们的发现并没有引起科学家们的注意。在一个时期内,日本海军中脚气病患者很多。1882 年,日本军舰从东京驶向新西兰,在 272 天的航海中,有 169 人患了脚气病,25 人死亡。为此,日本军医高木兼宽经调查发现脚气病的发生与吃精白米有关。1884 年,又有一艘军舰驶进这一条航线。高木兼宽改变了船员的食谱,增加了面粉、牛乳和蔬菜等,结果在 287 天的航行中,只有 14 名船员患脚气病,无人死亡。由此,高木兼宽找到了有效地预防脚气病的办法。但是,脚气病的病因仍是医学界的一个未解之谜。

　　同样,19 世纪 80 年代,当时荷兰统治下的东印度群岛上的居民们也长期受着脚气病的折磨。为解除这种病对荷属东印度群岛的威胁,1886 年荷兰政府成立了一个专门委员会,开展研究防治脚气病的工作。医生、生理学家艾克曼(Christian Eijkman,1858—1930)也参加了这个委员会的工作。

　　1858 年 8 月 11 日,克里斯蒂安·艾克曼出生在荷兰须德海之滨的内伊克尔克,父亲是当地一所寄宿学校的校长。艾克曼有三位兄长都是学者,有化学家、语言学家,还有荷兰第一位 X 射线专家。在三位哥哥和一位英国家庭教师的影响下,艾克曼成了一个志高意远的青年。他不顾父亲的反对,找到了在阿姆斯特丹大学担任教授的舅舅,1875 年通过考试进入该大学学习。但是上学的费用毫无着落,他只得在入学注册时表示:愿在毕业后当军医,这才让他公费就学。在阿姆斯特丹大学医学院,艾克曼成绩出众,三次考试都名列前茅。在这期间,虽然他还是个学生,但已经是生理学教授托·普莱斯的助手了。1883 年,他成为一名合格的医生,并通过了关于神经极化作用的论文答辩,取得医学学士学位。同年,他践约成为军医,惜别了新婚妻子,随荷兰殖民军开赴东印度群岛。1885 年 11 月,他由于患疟疾被作为伤员遣返回国。1886 年初,年轻的妻子病故,更促使大病初愈的艾克曼立志研究征服疾病的新兴科学——细菌学。起初,他在阿姆斯特丹随约·福斯特工作,随后专程到柏林跟细菌学奠基人、“瘟疫的克星”罗伯特·科赫一起工作。同年荷兰政府成立了一个委员会专门研究流行于东印度群岛的脚气病,领导这个委员会的是帕克尔哈林和温克勒。由于脚气病在东印度有流行性的特点,人们都怀疑它可能是一种有病原菌的传染病。两位学者受命之后,便到柏林科赫卫生研究所学习细菌学,在这里结识了艾克曼。曾在东印度群岛目睹脚气病危害的艾克曼,自告奋勇加入他们的委员会,于同年 10 月动身返回东方。[1]

当时科学家和医生们认为脚气病是一种多发性的神经炎,并从脚气病人血液中分离出了一种细菌,便认为是这种细菌导致了脚气病的蔓延,它是一种传染病。然而,艾克曼总感觉问题没有得到完全解决。这种病如何防治? 是否真是传染病? 这些问题一直在他脑海盘旋。于是,他继续进行对这种病的研究工作,并担任了新成立的病理解剖学和细菌学的实验室主任。

1896 年,他开始使用鸡为动物模型。起先他想在病鸡身上查细菌。他给健康的鸡喂从病鸡胃里取出的食物,也就是想让健康的鸡"感染"脚气的病菌,结果健康的鸡竟然全部安然无恙,这说明菌并不是引起脚气病的原因。此后,他指出许多鸡(无论是否已接种)均出现体重下降及蹒跚步态,一些鸡站立困难并且死亡。艾克曼指出,尸体解剖显示心脏、大脑和脊髓没有异常状况,但是他观察到周围神经有细微的病变,尤其是眼部神经。后来,他观察到患脚气病将要死去的人也有同样征象。但是他没能从受感染动物的血中发现任何类型的细菌。这很容易使艾克曼放弃这种想法:他称为多发性神经炎(polyneuritis)的这种鸟类疾病或许与脚气病相关。在坚持了大约五个月的研究之后,这种疾病在他的鸡群中突然消失。艾克曼回顾了他的记录,发现在六月份,也就是刚好在小鸡出现麻痹症状之前,饲料由于偶然原因被更换了,饲料级的糙米(未淘洗过)没有运到,他的助手用医院厨房里的精米代替了原有的鸡饲料。几个月之后,这种铺张浪费被一名负责任的管理人员发现,他命令停止这种行为。当艾克曼再次用糙米喂小鸡时,他发现受影响的小鸡在数天后又重新完全恢复了原来的状态。循着这条线索,艾克曼立即着手建立这种鸡的动物模型。他发现喂养精米数天后的小鸡出现了神经炎的症状,而改喂糙米后症状消失。显然与大米加工有关的物质保护了小鸡免于患病。讨论了这些结果之后,艾克曼的同事阿道夫·韦尔德曼(AdolpheVerdeman),一名殖民地监狱的巡视医生,调查了食用精米和糙米的情况以及患脚气病同住者的影响范围。他的调查结果后来被其他工作组的类似流行病学调查肯定,表明了犯人食用糙米的有利情形:他们很少患脚气病。这个信息和艾克曼的鸡实验结果,促使他通过生物检测的手段去调查这一显然与米壳有关的脚气病保护因子。

在 1890—1897 年间,艾克曼应用动物模型进行了一系列研究,并且发现用水或酒精可能会从米壳中分离出抗多发性神经炎的物质,此种物质是可透析的,但是很容易受潮热破坏。他认为这种水溶性的物质是一种脚气病微生物(尽管一直没有被发现)的药理学解毒剂,他想精米实验正确地体现了这一点。当 1896 年艾克曼由于疾病的困扰而返回荷兰时,赫里特·格林斯(Gerrit Grijns)继续在巴达维亚从事艾克曼的研究,显然,他认为他们的发现有所不同。此后他又指出多发神经炎可能被食物中的绿豆所阻止,这导致了绿豆在治疗脚气病过程中的有效作用被发现。1901 年,格林斯首次解释道:致脚气病饮食“在中枢神经系统的代谢中缺乏某种重要物质”。很快艾克曼同意了格林斯的观点,1906 年,两位研究者发表了一篇当时一流的论文,他们在文中写到:精米中缺乏一种不同于蛋白质和盐的物质,对健康来讲此物质不可或缺,缺乏此物质可以引起营养性多发神经炎。抗脚气病物质的发表首次建立了维生素概念的认识,尽管这个词本身尚未发明。

1906 年,英国生物化学家霍普金斯用纯化后的饲料喂食老鼠,饲料中含有蛋白质、脂类、糖类和矿物质微量元素,然而老鼠依然不能存活。而向纯化后的饲料中加入哪怕只有微量的牛奶后,老鼠就可以正常生长了。这就证明食物中除了蛋白、糖类、脂类、微量元素和水等营养物质外,还存在一种必需的“辅助因子”。于是他指出,他发现了附加因子与缺乏性疾病之间的关系。关于食物中附加的促生长成分,他写道:没有动物能依靠一种纯蛋白、脂肪和碳水化合物组成的混合物而生存,甚至细心供应必需的非有机物的动物仍然不能健康生长。动物既可以依靠植物组织生存,也可以依靠其他的动物组织生存,这些食物包含了无数物质,而不仅仅是蛋白质、碳水化合物和脂肪。在佝偻病及坏血病等的研究中,多年来我们已经清楚其与饮食因素有关;但是尽管我们知道如何据经验而受益,直到今天我们在饮食方面所犯错误的原因还是很模糊的。然而,其中的确包含了我们所认为的这些小质量因子的性质。

艾克曼和格林斯的研究发现促使多个国家的研究人员从米壳中分离抗脚气病的物质。东京帝国大学农业学院的铃木梅太郎(Umetaro Suzuki)成功地从米糠中分离浓缩出治疗多发性神经炎和脚气病的物质。他把这种活性成分称之为“硫胺素”,但是他没有获得其纯净的结晶体。卡齐米尔·丰克(Casimir Funk,波兰出生的化学家,在瑞士、巴黎和柏林接受过教育,曾在伦敦李斯特研究所工作过)决定从各种不同的条件下分离并沉淀存在于米糠中的抗多发性神经炎物质,这种物质在自然界中是有机碱,含氮。当已分离出那种物质时,他赋予了这种物质新的名称,提升了霍普金斯已间接提到的营养新概念的特殊意义。由于有证据表明此种物质是一种有机碱,一种胺类物质,丰克选用了"维他命"(vitamine)这个名称,因为显得有活力,也就是说与生命相关。

1912年,丰克发表了他的里程碑式的论文,并提出了维他命的理论,在文中他提到确信有4种不同的维他命。这个观念并不新鲜,而且后来出现的这类物质并不全是胺类(因此,以后改为维生素),其重要意义在于把饮食与健康之间的关系给予了创新的名词。丰克(1912)不是没有意识到这个词的重要性,他写道:我必须承认,当我选择了维他命这个词时我已经意识到这些物质或许后来会被证实不全是胺类。然而应用此名称对我来说是必需的,因为它听起来很好并且很流行。

维生素的发现为人类作出了重大贡献。艾克曼被称作发现维生素的先驱者,他和霍普金斯共同荣获了1929年诺贝尔医学和生理学奖。

三、食品中的营养学

维他命理论开创了营养研究方面的新局面,在解释对自然界的观察时,通过提供新的智力框架,对疾病病因学的阐明不再拘泥于细菌理论。因此,丰克最伟大的贡献不在于他在实验室取得的数据,而在于在当时的医学文献条件下,他对已有信息的有意义的回顾。

但直到1912年,人们还不清楚附加因子即维生素。到1915年,还对大鼠的生长因子是单一的还是多因素的一直存在争议(现在已经清楚不仅是一种维生素)。一些研究人员证明其存在于酵母中而不是黄油中,另一些人得出的结果正相反。一些人认为其与抗脚气病因子相同,而另一些人却认为不同。

1913—1915年在威斯康星州立大学,美国研究人员埃尔默·麦科勒姆(Elmer McCollum)和他的志愿助手玛格丽特·戴维斯(Marguerite Davis)通过划时代的研究结束了这场争论。应用基于乳糖和酪蛋白的食物,他们指出至少有两种不同的额外的生长因子才能支持大鼠的正常生长。一种因子可用乙醚从鸡蛋或黄油(而不是从橄榄油或棉籽油)中分离出,且是不可皂化的,清楚表明其与由德国生理学家威廉·施特普(William Stepp)早期发现的物质,以及同年由托马斯·奥斯本(Thomas Osborne)和拉斐特·

门德尔（Lafayette Mendel）在耶鲁大学发现的物质是同一种物质，对大鼠的持续生长是有效的。第二种因子可用水提取并预防了小鸡和鸽子的多发性神经炎。麦科勒姆称这些因子为脚气病因子，分别称为脂溶性维生素 A 和水溶性维生素 B。

麦科勒姆的团队后续的研究表明，通过喂养鱼肝油或掺入脂溶性维生素 A 的食物，可阻止大鼠、狗和小鸡饲养无脂肪食物所致的视觉紊乱性疾病（如干眼病），维生素 A 后来成为众所周知的抗干眼病因子。很快发现，所谓的水溶性维生素 B 并不仅仅是大鼠生长所需要，而且也可以预防小鸡的多发性神经炎。显然，水溶性维生素 B 与丰克所称的抗脚气病维生素相同，或至少包括后者，这就是众所周知的维生素 B。由于这些发现，很清楚的是具有生物活性的附加因子和维生素应归于同一类化合物。因此，维生素的观念开始包括了非氮化合物，抗多发性神经炎的维生素成为了维生素 B。通过多个机构的研究、确定成分食物的应用，以及合适的动物模型的有效应用，营养研究成为了一门新的科学学科。

但直到 20 世纪以前，营养学作为一个学科名词，还很少出现在文献中。19 世纪初，英国医生普劳特（William Prout，1785—1850）首先指出食物可以分成三类物质，后来分别被称为糖类、脂肪和蛋白质。19 世纪德国的李比希（Justus Liebig，1803—1873）发现蛋白质是最基本的食物，只要有蛋白质供应，机体便能存活。法国生理学家马然济（F. Magendie，1783—1855）证明，仅用明胶作为蛋白质的唯一来源，狗便丧失体重并死去，说明明胶不能提供生命所需的"基砖"。明胶是一种非常简单的蛋白质，其中缺乏机体必需的色氨酸和其他几种氨基酸，因此，它不能构成机体的蛋白质，这样，明胶中的氨基酸就不能被机体所利用。1906 年，英国的生化学家霍普金斯（F. G. Hopkins）和威尔科克（E. G. Willcock）只取白玉米的一种蛋白质"玉米蛋白"来喂小鼠，由于玉米蛋白几乎没有色氨酸，小鼠 14 天便死亡了。20 世纪 30 年代，美国营养学家罗斯（W. C. Rose）等集中研究了氨基酸的营养作用。罗斯不用蛋白质而用几种氨基酸组成的混合物喂大鼠，发现大鼠都活不长；当改用牛奶蛋白质"酪素"喂大鼠时，则活得很好。罗斯分解酪素，1935 年终于发现了最后一种氨基酸——苏氨酸（在此以前已经鉴定出 18 种氨基酸）。罗斯进而从膳食中逐一除去氨基酸，最后确定 10 种氨基酸是大鼠不可缺少的，即：赖氨酸、色氨酸、组氨酸、苯丙氨酸、亮氨酸、异亮氨酸、苏氨酸、甲硫氨酸、缬氨酸和精氨酸。40 年代，罗斯研究人类对氨基酸的需要。到 1949 年,罗斯宣告成年男性饮食中需要 8 种氨基酸:苯丙氨酸、亮氨酸、异亮氨酸、甲硫氨酸、缬氨酸、赖氨酸、色氨酸和苏氨酸。如果给人供应以上 8 种足够量的氨基酸,它不仅可以制出所需的其他各种氨基酸,而且可以制造出所有糖类和脂肪。

要维持机体的正常生命,不仅需要蛋白质、糖类和脂肪以及维生素,还需要一些必要的元素。早在 18 世纪中叶,瑞典化学家格兰(J. G. Grahn)已指明骨骼由大量磷酸钙所组成。意大利科学家门基尼(V. Menghini)则确定血液含有铁。1847 年李比希在组织中发现钾和镁。到 19 世纪中叶,人们已经知道构成人体的无机元素有钙、磷、钠、钾、氯、镁和铁。1882 年,英国医生林格(S. Ringer)发现蛙心在含有钠、钾和钙的溶液中(大体按青蛙血液中的比例配成,今称林格氏溶液)能正常搏动。过量的钙则使心脏处于持续收缩状态;过量的钾则使心脏处于扩张状态;钙是血液凝固不可缺少的元素。1939 年有学者证明锌是碳酸酐酶的一个组成部分,而碳酸酐酶为身体处理二氧化碳所必需。锌也是生命必需的元素,大鼠的食物缺锌,则停止生长、脱毛、皮肤多鳞,并因此死亡。此外,相继发现铜、锰、钴和钼等元素也是动物所必需的。人体缺乏维生素 B_{12} 则造成恶性贫血,而维生素 B_{12} 是钴的化合物。碘最早被人发现为人体必需的微量元素。1905 年马林(D. Marine)经过 10 年的研究,确认含碘化合物能治疗甲状腺肿患者,但是直到 30 年代,人们才将碘化物加入到食盐和饮用水中,以防治甲状腺肿。本世纪初,口腔医师们发现饮水中氟化物含量过高,可导致牙珐琅质出现斑点,但这些地区的龋齿发病率都很低。因此,目前人们在饮用水中加百万分之一的氟化物来预防龋齿。

由于营养学知识的进步,人类认识了各种营养缺乏病的病因,从而可能采取"强化食物"等措施来加以防治,也使"完全胃肠外营养法"成为可能。1968 年杜德里克(S. J. Dudrick)等首先报告这一治疗方法,有效地挽救了大量由于消化道功能障碍等原因导致的严重营养不良患者的生命。

四、各类维生素

艾克曼关于小鸡患多发神经炎的报道以及脚气病的动物模型,激励了奥斯陆克里斯蒂安娜大学的研究人员阿克塞尔·霍尔斯特(Axel Holst)和特奥多尔·弗勒利克(Theodor Frolich),他们对舶来的脚气病很感兴趣,其在挪威海员中很常见。通过用鸽子做实验,他们发现了一种能产生艾克曼描述的脚气病的饮食；然而他们认为此种情况与海员所患的疾病大不相同。1907 年，他们试图在另一实验动物（维多利亚王室宠物豚鼠）中制造这一疾病。与预期相反，饲喂导致脚气病的类似谷类的食物没有引起这种疾病；取而代之的是，他们观察到了坏血病的症状。艾克曼的研究启发了他们：脚气病和坏血病或许都是由于某种食物缺陷所致。由于偶然间发现了可产生坏血病的少数动物之一，霍尔斯特和弗勒利克建立了极具价值的坏血病动物模型。

在 20 世纪最初十年，这一发现导致了亨丽埃特·奇克（Henriettte Chick）和休姆（E. M. Hume）应用豚鼠进行了食物抗坏血病的活性研究，齐尔瓦（Zilva）和李斯特研究所的同事从柠檬中分离出了后来被认为是维生素 C 的提取物。不久人们发现维生素 C 能还原染料 2,6 - 双氯靛酚（2,6 - dichloroindophenol），但其减少的活性不是总与生物测定的抗坏血病活性相关。随后发现维生素 C 能逆转氧化，而这种还原和氧化的状态，使其具有抗坏血病活性。

1932 年，在剑桥大学霍普金斯实验室工作的一名匈牙利科学家奥尔贝特·圣捷尔吉（Albert Szent Gyorgi）和匹兹堡大学的格伦·金（Glen King）确定了与还原剂维生素 C 相同的抗坏血病因子，现在称之为抗坏血酸（ascorbicacid）。圣捷尔吉从肾上腺皮质分离出了该物质并得到其晶体形式，金从卷心菜和柑橘汁中也分离出了此物质。在圣捷尔吉返回到匈牙利从事教授之职后，在美国出生的匈牙利人斯维尔贝利（J. Svirbely）加入了他的研究组，斯维尔贝利原工作于金的实验室。圣捷尔吉从黑胡椒中分离出了大约 500 克维生素 C 晶体；随后又从肾上腺中分离出 25 克维生素 C，使其他实验室也可能制备该样品。1932 年 4 月 1 日，金和沃（Waugh）报道了他们获取的晶体状物保护了豚鼠免于患坏血病。两周之后，斯维尔贝利和圣捷尔吉报道了几乎同样的结果。第二年，伯明翰的霍沃思（Haworth）和苏黎世的卡勒（Karrer）团队阐明了抗坏血酸的化学结构，而且实现了其人工合成。

1919 年，麦科勒姆的团队和其他研究人员研究脂溶性维生素 A 的特性时发现，除了支持大鼠生长，此物质还阻止了此类动物的眼干燥症和夜盲症的发生。1920 年，德拉蒙德（J. C. Drummond）称此活性脂质为维生素 A。此物质存在于鱼肝油中，到世纪之交，已清楚表明该物质可阻止干眼病和夜盲症的发生。而对于这一点，比托（C. Bitot）在大约四十年前已就此下了同样的论断。维生素 A 预防佝偻病的发生毫无疑问,受维生素 A 认识的影响,曾与霍普金斯一起工作的爱德华·梅兰比(Edward Mellanby)开始着手建立佝偻病的饮食模型,此实验他用了小狗做模型。苏格兰医生芬德利(Findley)发现,如果把小狗关在屋里就会患佝偻病。梅兰比给关在室内的小狗饲喂了一种燕麦片掺和了少量牛奶的低脂饮食,小狗产生了显著的佝偻病骨骼畸形的体征。当他发现不让小狗在户外而只是饲喂鱼肝油或黄油也能预防骨骼畸形时,他认为佝偻病也是缺乏维生素 A 造成的,因为麦科勒姆在这些物质中已经发现了维生素 A。

然而麦科勒姆猜测鱼肝油中抗佝偻病的物质与维生素 A 是不同的。调往巴尔的摩的约翰斯·霍普金斯大学后,他主持了一项实验,把鱼肝油风吹和加热(100℃,14 小时),用大鼠和小鸡测定了抗眼干燥症和佝偻病活性。他发现加热已经破坏了抗眼干燥症的活性维生素 A,但保留了抗佝偻病活性,麦科勒姆把这种热稳定性物质称为维生素 D。

大约同时(1919 年),威斯康星州的斯廷博克(H. Steenbock)指出,植物中的维生素 A 的活性看起来与黄颜色的含量有关。他认为植物颜料胡萝卜素是维生素 A 活性的关键,然而维生素 A 在肝脏的浓缩物中是无色的,因此,斯廷博克认为胡萝卜素可能不是维生素 A,但可能经过代谢转化成了真正的维生素。1929 年,这个假说还没有被证实,直到斯德哥尔摩的冯欧拉(Von Euler)和卡勒阐明了饲养缺乏维生素 A 饮食大鼠的生长与胡萝卜素的关系时才将其证实。此后,英国的摩尔(Moore)阐明了饮食中的 β 胡萝卜素与肝中浓缩的维生素 A 的量效关系,这表明 β 胡萝卜素确实是一种维生素原。

20 世纪 30 年代早期,那时在德国工作的哈佛大学的乔治·沃尔德(George Wald)首次演示了视觉过程的分子机制,他从漂白的视网膜中分离出了载色体维生素 A 醛。十年后,莫顿(Morton)在利物浦发现载色体是维生素 A 的乙醛形式,也就是视黄醛。紧接着沃尔德的发现之后,苏黎世的卡勒团队阐明了 β 胡萝卜素和维生素 A 的结构。1937 年,霍姆斯(Holmes)和科比特(Corbett)成功地从鱼肝中提取了维生素 A。1942 年,巴克斯特(Baxter)和罗伯逊(Robeson)分离出视黄醇和几个视黄醇酯;1947 年,他们分离出了其 β-反式异构体。同年艾斯勒(Isler)的团队在巴塞尔获得了视黄醇的合成品,并在三年后获得了 β 胡萝卜素的合成品。

麦科勒姆发现他称之为维生素 D 的抗佝偻病因子存在于鱼肝油中,这是通过应用动物模型实现的,实际上是一个再发现,因为此物质作为治疗儿童佝偻病的有效药物早已被认识。一直以来,有关疾病的本质一直存在着争议,尤其是 1919 年之后,当维也纳的医生胡尔德辛斯基(Huldschinsky)阐明了紫外线治疗佝偻病的功效时。1923 年戈德布拉特(Goldblatt)和索姆斯(Soames)通过其发现,澄清了这个混淆认识,他们声称用紫外线照射佝偻病大鼠的肝脏,饲喂给患佝偻病但未经紫外线照射的大鼠时,能够治愈佝偻病。次年,斯廷博克的团队称通过用放射线照射动物或其食物均可预防大鼠佝偻病的发生。此外,照射放射线产生的抗佝偻病因子与食物的脂溶性成分有关。

通过照射脂类以产生维生素 D 的能力,人们发现通过照射植物类固醇可以产生大量的维生素。这导致了艾斯丘(Askew)和温道斯(Windaus)的团队在 20 世纪 30 年代早期分离并鉴定了通过照射麦角固醇产生的维生素。然而斯廷博克的团队发现,尽管佝偻病小鸡的反应合乎应用照射过的鱼肝油或动物胆固醇的情况,但是却对照射麦角固醇产生的维生素 D 无反应。基于这种不同,1934 年,沃德尔(Wadell)指出麦角固醇和胆固醇的照射产物是不同的。随后,温道斯的团队合成了 7 -脱氢胆固醇,并从其照射产物中分离出一种活性维生素 D。1936 年,他们报道了其结构,指出此物质为产生于植物类固醇的维生素的侧链异构体。因此,两种形式的维生素 D 被发现了:麦角钙化醇(ergocalciferol,来自麦角固醇),称为维生素 D_2;胆钙化醇(cholecalciferol,来自胆固醇),称为维生素 D_3。随后,较为清楚的是,同效维生素 D 在钙化中起着重要的作用,但其有关的分子机制依然不清楚。此类维生素在本质上有着代谢活性;每一种物质在其代谢的宿主体内都被转化,参与了钙的动态平衡,后者一直是生理医学领域的一大兴趣点。

到 20 世纪 20 年代,人们已清楚意识到,称作水溶性维生素 B 且存在于酵母中的抗多发性神经炎因子,不是一种单一物质。新鲜酵母能预防脚气病和糙皮病的发生,这一发现就可以证明这一观点。然而酵母中的抗神经炎因子遇热不稳定,但这样处理没有改变酵母预防啮齿动物皮炎的功效。这使得戈德伯格(Goldberger)认为所谓的维生素 B 实际上至少包括两种维生素:抗多发性神经炎维生素和一种新的抗糙皮病维生素。

1926 年,遇热不稳定的抗多发性神经炎/脚气病因子首次由在巴达维亚的艾克曼研究所(此机构替代了艾克曼的简单实验室)工作的扬森(Jansen)和多纳特(Donath)分离出来。他们称其为抗多发性神经炎维生素。通过应用小型的稻谷鸟(munia maja)作为动物模型,他们使其工作简化并产生了一种快速检测抗多发性神经炎活性的生物检测方法。六年后,温道斯团队从酵母中分离出了这种物质,或许酵母是此物质最丰富的来源。同年(1932年),威廉斯(R. R. Williams)阐明了其化学结构,将其称为硫胺(thiamin),即含硫维生素,指出缺乏此种物质可检测出高血浓度的丙酮酸盐和乳酸盐。1936年牛津大学的鲁道夫·彼得斯(Rudolph Peters)首次用"生化损害"(bioehemi-callesion)描述饮食性缺乏的影响。此后不久,数个团队用合成的方法获得了此物质,包括威廉斯团队、安德萨格(Andersag)和韦斯特法尔(Westphal)团队,以及托德(Todd)团队。1937年洛曼(Lohmann)和舒斯特(Schuster)分离出了二磷酸硫胺(硫胺焦磷酸盐),他们指出这与早些时候奥哈根(Auhagen)分离出的焦磷酸硫胺素是同一种物质。由于脚气病广泛流行,引起了全世界的浓厚兴趣,许多研究团队积极参与到抗多发性神经炎和抗脚气病因子的研究中。硫胺的特性揭示了抗脚气病因子拥有不同于抗糙皮病的活性。抗糙皮病因子没有在玉米(谷类)中发现,而玉米中含有大量可测得的硫胺。戈德伯格称此两种物质为 A－N(抗神经炎)因子和 P－P(预防糙皮病)因子。其他人分别称其为维生素 F(为纪念丰克)和维生素 G(为纪念戈德伯格),但这不是最终的名称。20 世纪20 年代中期,这两种物质被广泛称作维生素 B_1 和维生素 B_2。1927年英国医学研究委员会的食品附加因子委员会为这两个物质定名为维生素 B_1 和维生素 B_2。

维生素 B_2 复合物中第一个已阐明成分是一种遇热稳定、水溶性的大鼠生长因子,它是在 1933 年由威廉皇帝研究所(Kaiser Wilhelm Institute)的库恩(Kuhn)、捷尔吉(Gyorgy)和瓦格纳·尧格雷(Wagner Jauregg)分离得到的。这些研究人员发现从高压灭菌的酵母、肝脏或米糠中提取的硫胺,并不能改善饲喂缺乏硫胺饮食的大鼠的生长缺陷。他们还指出,分离出的一种黄绿色荧光物质促进了大鼠的生长,荧光的强度与对生长的影响成正比例。这个观察使他们开发了一种快速化学检验方法,与他们的生物检测结合起来。1933 年他们开发出从蛋清中分离此物质的方法,称其为卵黄素(ovoflavin)。随后他们的团队又用同样的程序从乳清(whey)中分离出了一种黄绿色荧光性促生长混合物,他们称之为核黄素(lactoflavin)。这个过程包括用漂白土吸附此种活性物质,可从中洗脱主要成分。同时,杜塞尔多夫(Diisseldorf)大学的埃林格尔(Ellinger)和科沙拉(Koschara)从肝脏、肾脏、肌肉和酵母中分离出了同种的物质,美国的布赫(Booher)也从乳清中分离出了该物质。这种水溶性生长因子被界定为黄素类(flavins)。到 1934 年,库恩的团队已经确定了所谓黄素类的结构,发现这些物质完全相同,因为每个都包含核糖样(ribotyl)活性部分黏附在异咯嗪核上,术语"核黄素"(riboflavin)被采用。核黄素是 1935 年由库恩团队(当时在海德堡大学)及苏黎世的卡勒团队合成的。由于它是维生素 B_2 复合物的首个合成物,所以还是沿用了维生素 B_2 这个名字。[2]

目前我们已逐步地认识到:人体有如一座极为复杂的化工厂,不断地进行着各种生化反应。这些反应与酶的催化作用有密切关系。酶要产生活性,必须有辅酶参加,而有些维生素本身就是辅酶或者是辅酶的一部分。我们可以将维生素定义为"机体维持正常代谢和机能所必需的一类低分子化合物"。大多数维生素是某些酶的辅酶(或辅基)的组成部分,这是人体六大营养要素(脂肪、糖、蛋白、盐类、维生素和水)之一,大多数必须从食物中获得,仅少数可以在体内合成或由肠道细菌产生。迄今被世界公认的维生素有 14 种,它们可被分成脂溶性维生素和水溶性维生素两大类。脂溶性维生素有:维生素 A、维生素 D、维生素 E、维生素 K;水溶性维生素包括:维生素 B_1、维生素 B_2、维生素 B_6、维生素 B_{12}、泛酸、烟酸、生物素、叶酸、胆碱、维生素 C。

随着人民生活水平的提高和医学科学对维生素研究的深入,维生素缺乏导致的疾病已有了显著下降,人们通过科学地补充维生素来促进健康、减少疾病。维生素的发现为增进人类健康作出了重大的贡献。

注释:

[1]《诺贝尔奖金获得者传》编委会.诺贝尔奖金获得者传(第二卷).长沙:湖南科学技术出版社,1983:269

[2] [美]小杰拉德·F·库姆斯编著.维生素:营养与健康基础(第 3 版).张丹参,杜冠华等译.北京:科学出版社,2009:15-17

路在何方

——医学模式的转变

　　如果一个发热的病人进行历史的穿越,他会遇到些什么呢?在原始部落,他会请来一位医生兼巫师,为他放血、念咒、祈祷,可是病况甚至愈加沉重,高热不退;在各文明古国,他会遇到一位医生建议他调整饮食、注意休息,热度稍有减轻,可病情仍未见彻底好转;进入现代文明的 20 世纪初,他会进入一家医院,医生们开出验血验尿的检查单子,应用各式各样的仪器对他的身体进行探测,最后开出了一味又一味的药物,疾病固然消失,可是病人觉得苦不堪言。这种种处理方式的变化凸显了医学模式的更替。什么才是最好的方式? 循证或是其他? 医学家们正在思考着,也正在改变着。

一、古往今来的医学模式

人类从认识疾病到寻找疾病的原因经历了漫长的历史过程。在人类社会的早期，人们患病被认为是鬼怪作乱或祖先的幽灵作祟的缘故。他们"把疾病看成不仅是身体的机能失调，而且是某种或多或少具有精神性质的自然诅咒的结果"。这种疾病观被称为神灵主义的医学模式（Spiritualism Medical Model），即认为人的健康是由神赐予，疾病是鬼怪作乱或得罪了神灵而遭天谴；诊断疾病就是了解是什么凶恶的力量或影响控制了病人，是什么妖术施展到他的身上，是哪个活人或死人在谋害他的生命等。诊断通常是由拥有与神秘力量和鬼魂交往的能力并有足够能力来战胜和驱走它们的人来作出，如巫医、术士、萨满、被魔师。由于疾病都是鬼魂造成的，治疗的关键就是设法祛除身体中的鬼魂。于是，无论是巫医、术士，还是萨满、被魔师都必须首先从现实世界转入神灵世界，这个过程往往通过斋戒、巫术装饰、念咒、舞蹈等，以此进入神灵世界。早期的"医生"在与神灵沟通后获得治疗的力量，他们或用草药，或采取放血疗法，或抚摩来治疗病人。如果病人恢复了健康，"医生"可获得病人的报酬和感谢，若病人在治疗后依然不好甚至死亡，通常会归因于"来自敌对的神灵或人的高级巫术的凶恶作用"。这种万物有灵论的观念普遍存在于早期人类社会。如古希腊神话中将太阳神阿波罗奉为与医药最密切的神，信徒常往祈祷，请求预示祸福或消除罪孽。另一个女儿巴拿西是医药治疗守护神。古埃及曾经产生过较高水平的医疗技术，但也被蒙上迷信色彩，例如他们的防腐术用来保存木乃伊，外科手术用来开颅驱鬼。古巴比伦人认为病魔是西南风，像一头怪鹰，它怕见到自己的形象，于是家家户户门前挂起粘土做的怪鹰以驱邪。古代中国将神农视为尝百草一日遇七十毒的药神，那时的治疗手段主要是巫术和祈祷，《山海经》记载了掌管医药的灵山十巫，其中巫彭、巫咸是有名的巫医。[1]

随着社会的发展和与疾病抗争经验的积累，人类认识自然、解释生命和疾病现象的能力日益增强，医生们开始摒弃疾病原因的各种超自然想象，提出无论是人体机能还是疾病，都可用理性的思辨和经验的观察予以解释。古希腊著名医学家希波克拉底的医学观充满了朴素的辩证的整体思想，他曾指出："知道患有某些病的人是什么样的人，比知道某人所患的是什么样的疾病，更重要得多。"希波克拉底尖锐地批评了当时南意大利医派以及其他地区医生中存在的巫术迷信成分。他认为："那些首先将这种疾病(癫痫)说成具有神性的人,像当今那些巫医、净化者、庸医、骗子们,自称对神虔诚,并且具有至高无上的知识。实际上,他们只是用迷信来掩饰自己行医的无能,他们将某种疾病称为神圣的疾病,只是为了避免暴露他们自己的无知罢了。"在希波克拉底看来,自然环境对人体的健康和疾病、对人体的结构和形态,甚至对人的性格特点和心理都有着重要的影响。他认为人的生理状态、自然本性和心理性格习惯等都深刻地受到自然和社会环境的制约。他提出了四体液病理学说(血液、黏液、黄胆汁、黑胆汁),认为健康是四体液平衡,疾病则是失衡。希波克拉底认为机体有保持体液平衡的天然纠正能力——自然治愈力,医生的作用就是帮助病人恢复这种自然治愈力。

在中国,春秋时期秦国著名医生医和(约公元前5世纪)在为晋侯治病时提出了"阴淫寒疾、阳淫热疾、风淫末疾、雨淫腹疾、晦淫惑疾、明淫心疾"的"六气"致病学说。《黄帝内经·灵枢经》中对病因的认识更加深入,指出:"夫百病之所生者,必起于燥湿、寒暑、风雨、阴阳、喜怒、饮食、居处。"从自然界的外在因素到情志的内在因素以及饮食起居的行为因素,较全面地概括了致病原因。中医认为,致病因素作用于机体后,导致人体阴阳平衡的失常。"阴胜则阳病,阳胜则阴病。阳胜则热,阴胜则寒。"医生可采取"阳病治阴,阴病治阳"的原则,调整机体的阴阳平衡,达到"阴平阳秘,精神乃治"的目的。

除了希腊和中国以外,其他文明古国这时的医学观也都有体现自然哲学的地方,比如印度有以地、水、风、火为理论基础的医学观。古代中西方医学这种在经验观察的基础上通过思辨推理而形成的医学观、健康观、疾病观和治疗观被称为自然哲学的医学模式(Natural Philosophical Medical Model)。

16世纪以后,天文学、力学、数学、解剖学、生理学等领域迅速发展,以观察—实验为基础的经验方法和以数学演绎为基础的逻辑推理方法成为人们认识和解释自然与生命现象的基本方法。1543年,维萨里(A. Vesalius,1514—1579)《人体之构造》的出版奠定了近代医学的解剖学基础。17世纪末,牛顿建立的经典力学体系实现了自然科学的第一次综合,构造了以机械论为特征的自然图景:宇宙是一架受自然规律支配的大机器,其零件是运动着的物质粒子,它们的运动状态可以用力学规律加以精确描述;

人类社会以及人体自身也同样受到自然规律的支配,人类的生命现象也是一种机械运动形式。哈维(W. Harvey,1578—1657)用实验的方法证明了心脏如同机械泵一样为血液循环提供动力,通过计算心脏的容量、每搏泵血量和回心血量,结合观察到的静脉瓣的解剖特征,提出了血液循环理论。血液循环理论的建立是用机械论方法解释人体生理现象的最好例证。法国著名哲学家、物理学家、生理学家笛卡尔(R. Descartes,1596—1650)明确主张以机械论来解释人体的结构与功能,将生理过程看作是严格遵循因果规律的机械运动,而将疾病视为机械部件的故障。另一位法国哲学家、医生拉美特利(La Mettrie,1709—1751)在《人是机器》一书中明确提出,疾病就是身体机器的某个部件损坏或失灵,医生的任务就是修理人体机器。机械唯物论的自然观深刻地改变了人们的医学观念。

在这种机械论医学观的影响下,医生们对疾病的解释从体质论(constitutional theory)转向本体论的疾病观念(ontological conception of disease),即不再根据所谓四种体液在人体中的多寡分布之不同来判断疾病,而是根据人体的器官、组织和细胞等解剖学结构发生的改变来解释疾病。从莫干尼的器官病理学,到比沙的组织病理学,再到魏尔啸的细胞病理学,西方医学将疾病的根源定位在人体的器官、组织或细胞之内。19 世纪下半叶病原微生物学和寄生虫学的建立,阐明了当时困扰人类的各类传染病和寄生虫病的原因,即多种疾病都是由于某种细菌、真菌、病毒或是寄生虫引起的,从而极大地推动了病因学的进步。由于医学建立在生物科学基础之上,人们一再强调生物科学对医学的重要意义,从而创用了生物医学这个术语,以表达两者的紧密关系。这种研究医学的方法和形式,被称之为生物医学模式(Biomedical Model)。

所谓生物医学模式,其基本点是:立足在生物科学基础之上,认为每种疾病都必须并且可以在器官、细胞或生物大分子上找到可以测量的形态和/或化学改变,都可以确定出生物的和/或理化的特定原因,都应该能够找到治疗手段。生物医学已成为近代医学发展的标志和核心。

二、成就及反思

生物医学模式对近代西方医学的发展起了巨大的推动作用,使其取得了辉煌的成就,为现代医学的诞生奠定了强大的基础。生物医学模式在鼓励各种理化检测手段和高技术向医学领域渗透方面贡献颇丰。它既然将人视为生物,就必然强调技术,将医学技术化,就必然注重仪器设备的研制和开发应用,从而使医疗卫生领域成为技术竞争的巨大市场,造成了医学检测手段物化、医学检测资料信息化的局面,使近代医学向更高的水准发展。

在生物医学模式的指引下,人们在对抗传染病和主动预防某些疾病方面取得了巨大的成功。到20世纪上半叶,人们广泛采用预防接种、杀菌灭虫和应用抗菌素防治疾病,在短短的几十年间明显降低了急、慢性传染病和寄生虫病的发病率和死亡率。生物医学模式的另一个功劳是在普及生命科学知识、开展社会卫生防疫方面取得了可观成效。它在破除对生命的迷信、对医学的迷信等方面具有自己的优势,这同它在与封建神学的对抗中取胜,靠唯物论起家的本色有密切联系。生物医学模式中没有宗教迷信和神秘主义的位置,对消除超自然的因素,扫除宗教神学的影响,倡导科学的生命观、人体观和疾病观都是功不可没的,与此同时也促进了医学知识的大普及。自生物医学模式萌生以来的400多年里,人类平均预期寿命有了显著的攀升,新生儿死亡率和传染病的发病率、死亡率显著下降,人口健康状况显著提高。这些固然与社会经济发展的总体水平关系密切,但是也有近代生物医学模式的一份功劳。[2]

生物医学模式虽然在医学史上发挥了巨大的作用,为人类的健康事业作出了伟大贡献,但是随着社会的发展、科技的进步、认识思维水平的提高,人们逐渐发现它具有一定的局限性。生物医学模式有三个主要的预设:首先,疾病被视为人体内导致偏离"正常"状态的故障。18世纪晚期提出的疾病的细菌理论认为,在每一种疾病后面都有具体的可辨认的原因。为了使身体康复,必须分析病因,并且有针对性地进行治疗。第二,精神和身体可以分别对待。病人相当于一个有病的身体,即一种病状,而不是一个完整的个人。着重点在于治病,而不在于个人的安康。生物医学模式认为,可以不必考虑其他因素,孤立地对病体进行操作、检查和治疗。医学专家们采取一种医学凝视,即分离地看待病人的一种方法。治疗是以中立的、价值无涉的方式展开的,有关病人医疗方面的信息被收集和记录在其正式的档案中。第三,受过训练的医疗专家被认为是治疗疾病的唯一专家。医学职业作为一个整体符合公认的道德规范,并且是由成功完成了长期训练的值得信任的人组成的。没有自学成才或叫"非科学的"从业者存在的余地。医院才是治疗严重疾病的适宜环境,这些治疗经常依靠技术、药物或手术的结合。

由这些预设构建的生物医学模式越来越成为人们批评的对象。首先，一些学者认为，科学的医学的效力被"过分夸大了"。尽管现代医学获得了威望，但整体健康状况的改进更多地应归因于社会和环境的变化，而不是医疗技术。特别是在降低婴儿死亡率和减少儿童死亡方面，有效的卫生设施、更好的营养条件以及经过改进的排水设备和卫生保健条件更为重要。直到进入 20 世纪之后，药品、手术的进步以及抗生素的使用才开始使死亡率明显降低。抗生素在 20 世纪 30 年代和 40 年代才首次被用来治疗细菌性感染，而免疫接种（预防脑灰质炎这样的疾病）出现的时间更晚。有些批评者，像伊万·伊里奇（Ivan Illich）认为，现代医学实际上是弊大于利。由于低估了自我治疗和传统治疗形式的作用，人们变得依赖专家而不是他们自己的技能和知识。第二，人们指责现代医学忽视了作为其治疗对象的病人的意见和感受。由于医学被推测为是基于对某一身体疾病的原因和治疗的客观的、科学的理解，因而几乎看不出有什么必要去聆听病人对其状况的陈述。每个病人都是需要处理和治疗的"病体"。然而，批评者认为，只有当病人被当作有思想、有能力的存在，并具有他们自己有效的理解和解释时，有效的治疗才可能得以展开。第三，批评者认为，科学的医学将其自身置于其他任何替代性的医学或治疗形式之上。长期存在的一个信条是：任何"非科学的"东西一定是劣等的。正如我们已经看到的，那种认为现代医学是更有效的知识形式的看法，正在因同种疗法和针灸等替代医疗形式的日益普及而受到削弱。第四，一些社会学家认为，医学界在界定什么构成和不构成疾病方面拥有巨大的权力，它能够运用其"科学真理"仲裁者的地位把人类生活中越来越多的领域置于其控制之下。一些持此观点的最强烈的批评者来自妇女，她们认为，怀孕和生育的过程已经被现代医学占据和"医学化"了。分娩现在是在医院进行的，并主要由男性专家指导，而不再是由妇女掌握，在家中由接生婆帮助完成。怀孕是一个平常而自然的过程，但却被当做充满风险和危险的"疾病"对待。女性主义者认为妇女们已经失去了对这一过程的控制，因为她们的意见和经验被主管生育过程的专家视为不相干的。对"正常"状况的医学化（medicalization）的关注还包括儿童多动症、忧愁或精神抑郁（通常借助 Prozac 等药品加以调节）以及疲劳（经常被称为慢性疲劳综合征）。[3]

正是由于这些缺陷的存在，人们开始呼吁新的医学观与医学模式的出现。

三、新的模式

20 世纪初的两次世界大战,还有连续不断的各国的国内战争,那血流成河的场面、尸堆如山的惨景、千疮百孔的家园让人类真真正正地领略到机器工业创造的大炮飞机的撼人威力;然后是随着科技的进步,人类征服大自然能力提高,摆在人们面前的不仅仅是香槟面包、小车洋房,还有那人类最亲近的朋友的生物物种的锐减、污染的河流、灰蒙蒙的天空;再次,随着人类时空转移能力的提高、生活节奏的加快,给人类带来一种无法言表的恐惧,担心一梦醒来后的时代的车轮已经绝尘而去;再看那摩天的大楼,虽然让人们离天空越来越近、让人们的住处仅一墙之隔,但是似乎人的感情越来越冷漠,人心分离得越来越远。从医学的角度来讲,当人们对生命本质的认识由系统、器官、细胞、分子水平深入到基因水平,认为非常接近生命的真正本质时,却突然发现"心理、社会因素以及人们的生活方式和饮食结构等日益明显地改变了人们的健康状况,并在现代人多发病的发病率和病死率的比重中显得越来越重要"。于是在 1948 年,世界卫生组织(WHO)在其《宪章》中提出了人类的"三维健康观",即:"健康不仅是没有疾病和不虚弱,而是身体的、精神的健康和社会适应性良好的完满状态。"

20 世纪 40 年代,正处于第二次世界大战,社会变动剧烈,在列宁格勒被德国法西斯军队围困的日子里,高血压病爆发流行。英国军队经长期练兵后,听到开赴欧洲大陆打仗的消息,胃溃疡病不断发生,这都是由于战争恐怖心理所致,进一步证明社会心理因素的重要作用。40～50 年代,心理学特别是实验心理学有很大发展,医学心理学和社会心理学均有很大进步。50 年代以来,疾病谱和死亡谱起了根本性的变化。现代工业化社会中,急慢性传染病和寄生虫病不再是威胁人们的主要疾病,而心脏病、恶性肿瘤和脑血管病则占头三位。这些病与心理紧张、环境污染、吸烟、酗酒等心理、行为和社会因素关系密切。至于意外死亡(包括交通事故、自杀、谋杀)、吸毒、饮食不合理、"家庭瓦解"等,直接来自心理和社会因素。因此,以系统论为指导,用整体观念研究医学问题已经成为防治疾病的迫切需要。例如,心脏病研究认为:社会的、心理的、生物学的、理化的因素在高血压、冠心病发生和发展中起重要作用,认为危险因素应包括社会文化因素(当然不排除遗传等生物学因素)、个人行为、性格、紧张状态,与发病关系密切。世界卫生组织也总结了世界 21 个心脏病防治点的经验,认为"与其说用传统的医疗技术,不如说要用政治行动",即动员社会各方面的力量参加心脏病防治工作才能生效。全世界恶性肿瘤导致每年有 590 万人生病,世界卫生组织总结认为需要用"行为和社会措施"进行防治。

在这种情况下,生物医学模式发展到 20 世纪中叶以来遭到了前所未有的广泛的批评。1972 年美国医生恩格尔(G. L. Engle)率先批评了"生物医学模式本身带来的缺陷",其后世界各国医学专家、学者纷纷响应,大家一致认为:"人类健康和疾病不是由单一的生物因素所能解释的。"

为了适应医学的发展需要,1974 年布鲁姆(Blum)率先提出环境健康医学模式,认为环境因素,特别是社会环境因素对人的健康有重要的影响。为了更深入地说明疾病发生的原因,提供影响健康和疾病的各种因素的详细说明,由拉隆达(Lalonde)和德威尔(Dever)对环境健康医学模式加以修改和补充后,提出了立足于卫生政策分析的综合健康医学模式。但也有很多专家反对把政治引入医学,坚持医生的责任仅是"治病"。1977 年,美国罗彻斯特大学精神病学和内科教授恩格尔针对这种情况,结合自己多年的实践经验,在《科学》杂志上发表了题为"需要新的医学模式:对生物医学的挑战"的文章,提出了生物-心理-社会医学模式(Bio-psycho-social Medical Model)。[4]

1977 年第十三次世界卫生大会(World Health Assembly, WHA)正式向全球提出"到 2000 年人人享有卫生保健(health for all, HFA)"口号,1978 年在阿拉木图的一次大型国际会议上又进一步宣布"初级卫生保健(primary health care, PHC)是达到上述 HFA 目标的关键"。这两次重要的国际会议,标志着生物-心理-社会医学模式取代生物医学模式的开端。

生物-心理-社会医学模式理论要点是:① 人是社会人,人的健康主要由社会因素决定。② 健康的内涵外延,更强调人的心理健康和社会功能健康。健康是一种积极状态,个人对自己的健康负有责任。③ 医学由社会科学和自然科学交叉组成。④ 医生是生物医学家,同时也应是医学心理学家和医学社会学家。⑤ 卫生服务的任务不仅是在身体上恢复健康,也要在心理上、社会上改造人和完善人。⑥ 除害灭病,保障健康决定于社会环境的改善,政府要对人民的健康承担责任,要组织动员家庭、社区和社会各行业广泛参与。健康是人民的最基本要求,也是最终的要求。政府的目标是满足人民的要求。社会进步和文明是健康的基本条件,健康又促进文明和社会进步。

由生物医学模式转变为生物-心理-社会医学模式,不仅在理论上是一次大的飞跃,而且对医学和卫生保健也带来深远影响。随着社会经济、文化的发展,这种影响将越来越明显。

对临床医学的影响表现为:在临床工作中要求全面了解疾病产生的原因,对病人的心态和社会背景进行系统评价,充分依据病人的生物、心理和社会特征进行诊断与治疗。这就要求临床工作逐步脱离孤立和隔绝的思维方法,改变过去只见疾病不见病人,头痛医头、脚痛医脚,只治疾病不治病人的严重缺陷。在卫生服务上,生物-心理-社会医学模式的影响表现为:从治疗服务扩大到预防服务;从院内服务扩大到院外服务;从生理服务扩大到心理服务;从技术服务扩大到社会服务。对卫生事业管理来说,现代医学模式提供了最佳的思维分析和决策模式,如卫生保健设施规划、卫生服务的组织和工作制度,必须从新的医疗模式出发,防治结合,开展综合服务,更加强调社会效益。

此外,随着社会物质文化的不断丰富,医疗保健已愈来愈受到社会的关注。医学作为一种社会事业,发挥着越来越重要的社会功能。国家、社会和个人都承担着越来越多的卫生保健责任。人们越来越认识到医疗卫生事业是一种社会公共事业,而不仅仅限于卫生部门。在现代社会,吸毒、酗酒及其引起的不良行为已引起人们的普遍关注,艾滋病及其他性病的泛滥更为人们所忧虑,环境污染对人类的危害成为当今社会的重大课题。这一切都促使政府把健康与社会发展联系起来。联合国及世界卫生组织号召各国政府把卫生事业逐步纳入国家经济和社会发展计划,把健康作为一种社会投资。在政府应承担和保护人民的健康的同时,社会各部分也应承担保护人民健康的责任,而个人更应积极参与医疗保健活动,自觉地维护自己的健康。在医学教育方面,因生物-心理-社会医学模式对卫生服务提出了更高的要求,当然也就对卫生人员的培养与教育提出了更高要求。这就促使医学教育由传统的封闭式改为现代的开放式。课程内容增加了一些人文学科和交叉学科,如心理学、社会学、伦理学、社会医学、医学哲学和卫生经济学等。教学方法也强调理论与实践的结合。这就为培养出适合时代要求的、有着更高业务素质和更好职业道德的医生,为在职人员得到知识与技能上的更新提供了保证。

新的医学模式的实施已取得了一些初步成果。然而,医学模式还没有发生根本的转变。这不仅是因为经济水平和社会组织水平的限制，更重要的是医学模式的转变是一个漫长的历史过程。新的医学模式要求医务人员重新认识卫生服务的目的，要求转变其健康观，要求扩大服务范围，要求具有更多的技能，具有良好的道德、行为和风度。它要求医学教育的改革和管理水平的提高，要求整个人群健康教育水平和素质的提高。这决不是在短期内所能解决的，而是必须在人们不断实践的基础上才能逐步深入、完善。

四、寻找证据

在医学模式逐渐发生改变的同时，医生们也在悄然改变着自己的诊疗方式——循证医学出现了。循证医学的一些观点和方法很早就萌芽了。19 世纪中期法国革命后是唯结果论盛行的时期，医生们在医学中主张要注重临床实际效果，强调大量临床实践证实的有效治疗手段才是正确的。此时期随着医院的产生，患者聚集在一起，使临床试验研究得以开展，从而形成了有说服力的临床证据。而同时期以 Pierre Louis 为代表的医师反对当时流行的做法，即依据中世纪以来的古典理论就能够对患者作出正确的决策。Louis 主张"一切临床结论的来源应该仅限于临床观察事实，而不应该盲从于任何权威和理论"。他对当时盛行的静脉放血治疗伤寒和其他一些疾病提出异议，并率先将"对照"的观念引入临床试验中，并证明放血疗法与肺炎的预后无关。他的这些思想和事件影响了当时及其后临床医学的发展，在某种意义上也可以认为是现代循证医学思想的开端。20 世纪 50 年代，英国著名统计学家 Hill 采用双盲对照试验评估了链霉素治疗肺结核的疗效，在世界上首次令人信服地证实了链霉素治疗肺结核的疗效，也可能是世界上首次进行的形态俱全的临床随机对照试验。

真正的循证医学最早产生于 20 世纪 80 年代，以英国著名的流行病学家、内科医师科克兰(Archie Cochrane，1909—1988)为代表的流行病学研究组经过大量调查发现，只有低于 20% 的临床治疗措施被证实是有效的，提出临床实验需要证据，认为应该按照人类共同关心的大病种及治疗方法收集全世界范围内质量可靠的随机对照临床试验，进行等级评价、综合分析，并不断更新评价这些大病种疗法是否有效，为临床实践提供可靠的依据。这一见解立刻得到强烈的响应，医学界开始对某些常见重要疾病的治疗方法进行系统评价，被认为是临床医学发展史上具有里程碑意义的重大事件。

科克兰最先强调临床研究中随机对照试验(RCT)对保证和提高医学证据的重要性,这一思想完全体现在他于 1972 年出版的 Effectiveness Random Reflectionson Health Services 一书中,其另一重要贡献是系统评价方法的提出和应用。20 世纪 80 年代初期,以麦克玛斯特大学(McMaster University)著名内科学家 David Sackett 为首的一批临床流行病学家,在该医学中心的临床流行病学系和内科系率先对住院医生举办了循证医学培训,在学习应用临床流行病学原理与方法的基础上,进行循证医学培训,取得了良好效果。Gordon Guyatt 所领导的循证医学工作组在《美国医学会杂志》(JAJM)上发表论文"循证医学——医学实践教育的新途径"("Evidencebased medicine——A new approach to teaching the practice of medicine"),第一次提出了"Evidence-based medicine"这一概念,全面阐述了循证医学的原理、方法、内容和基本特征,并将这一观念引入到临床教学,就如何在证据上实践循证医学进行了探讨。这是循证医学登上临床医学历史舞台的宣言书。又经过多年实践,由 David L. Sackett 等人发起,由美国内科医生学会组织了一个杂志俱乐部(即 ACPJC)。为了促进循证医学的发展,从 1991 年起,对国际上著名的 30 余家医学杂志上发表的论著,由临床流行病学、临床相关科学及方法学专家进行系统评价和分析,以摘要和专家评书的形式,发表于 Annals of Internal Medicine 上。为纪念已故科克兰的卓越贡献,1992 年英国政府出资在牛津大学组建了循证医学中心(Cochrane Centre),之后于 1993 年更名为国际循证医学协作组织(Cochrane Collaboration,CC,也称为 Cochrane 协作网),继而成为全球循证医学研究的中心。Cochrane 协作网的宗旨是通过制作、保存、传播和不断更新医疗卫生各领域防治措施的系统评价,提高医疗保健干预措施的效率,帮助人们制定遵循证据的医疗决策;其目标是保证提供医疗保健各领域高质量、最新的系统评价,促进 Cochrane 系统评价生产,在 Cochrane 协作网内部发展高效率、高透明度的组织机构和管理机制,争取 Cochrane 协作网各部门之间的相互理解与合作。1996 年,我国在原华西医科大学开始筹建中国循证医学中心(中国 Cochrane 中心,网址为 http://www.ebm.org.cn),1997 年正式成立,1999 年 3 月经国际 Cochrane 协作网指导委员会正式批准其成为国际 Cochrane 协作网的第 14 个中心,开展循证医学知识的推广和普及工作,并与国际 Cochrane Collaboration 联系。[5]

　　循证医学创始人之一 David Sackett 于 2000 年对循证医学下了定义：慎重、准确和明智地应用当前所能获得的最好的研究证据，同时结合临床医师个人专业技能和多年的临床经验，考虑病人的价值和愿望，将三者完美地结合起来，制定每一个病人最佳的诊治措施。循证医学概念的确立是医学史上一次跨越式的进步，它向传统医学、经验医学提出了巨大的挑战。

　　至今全球已发展到包括中国和中国 Cochrane 中心在内的 13 个国家和 14 个中心，有 64 个国家的 5 000 多个成员参与这项跨国学术研究。这些中心作为地区性协调组织，为当地人员提供技术支持，为用户提供最佳证据，同时通过国际协作实现资源共享。为实现这些目的，协作网建立了一套行之有效的证据生成和传播机制，同时采用多种途径来发布相关信息，以实现资源共享。目前 Cochrane 协作网有 50 个国际循证医学专业研究组，与消化系统疾病有关的有 4 个：① 上消化道与胰腺疾病组（cochrane upper-gastro intestinal and pancreatic diseases group）；② 炎症性肠病组（cochrane inflammatory bowel disease group）；③ 肝胆组（Cochrane hepato biliary group）；④ 结肠直肠癌组（cochrane eolorectal cancer group）。这些研究组完成的有关疾病防治方面系统评价的文章已收录于 Cochrane 图书馆，基本包括了消化系统疾病防治的热点问题，为临床提供了可靠的研究依据，使循证的临床应用成为可能。Cochrane 协作网是一个非盈利性国际学术组织，通过出版物、电子刊物即 Cochrane 图书馆（Cochrane laboratory）和国际互联网的形式，制作、保存、传播和不断更新系统评价，保证提供医疗保健各领域高质量、最新的系统评价，提高医疗保健干预措施的效率，帮助人们制定遵循证据的医疗决策。Cochrane 图书馆是 Cochrane 协作网的主要产品，是实践循证医学最好的证据来源之一。Cochrane 图书馆是以光盘形式和 Internet 形式发表电子刊物，一年 4 期向全世界发行，主要包括：Cochrane 系统评价资料库（CDSR）、疗效评价文摘库（DARE）、Cochrane 临床试验注册资料库（CENTRAI）、Cochrane 方法学评价库（CDMR）、Coehrane 方法学资料库（CMD）。对于循证医学来说，Cochrane 系统的结果直接服务于医师、患者、政府机构、保险公司等，从各个层次影响社会医疗行为和模式。1997 年 Sackett 教授结合自己早期科研和实践的第一手资料，出版了巨著 Evidence Based Medicine：How to Practice and Teach EBM，该书于 2000 年再版，已经成为制定全球学习和实践循证医学重要理论体系和方法的基础。据 Sackett 教授 2000 年第 2 版《循证医学——如何教学与实践》

一书的记述,循证医学的理念最早起源于中国清朝乾隆年间的《考证》一书,即用研究记录的证据去解释孔夫子著述中有关干预的评价。

　　在全世界 5 000 多位专业卫生工作者的努力下,Cochrane 协作网取得了瞩目的成就,截止到 2005 年 9 月,已经完成了 2 435 篇高质量的系统评价、研究方案 1606 个、随机对照试验和临床对照试验 454 449 项。循证医学在各国卫生事业中越来越受到重视,它不仅影响了临床医学实践模式,也影响到一个国家的卫生决策,得到越来越多人的认同。2000 年,英国为表彰 Iain Chalmers 对国家的贡献,授予他爵士功勋。同年,澳大利亚授予 Cochrane 中心主任 Chris Silay 和 Cochrane 协作网急性呼吸道感染组主任 Bob Duglas 澳大利亚国家勋章。[6]

　　随着循证医学的普及和不断发展,其正在逐渐地融入整个医疗体系中,并丰富和完善了医学的相关理论和知识以及方法,影响、促进和推动着医学的进步和发展,成为国际临床医学界倡导的学科发展方向和世界医学领域关注的热点。以循证医学的理念为基础而形成的循证医疗(evidence-based healthcare)、循证诊断(evidence-based diagnosis)、循证决策(evidence-based decisionmaking)、循证购买(evidence-based purchasing)以及循证心脏病学(evidence-based cardiology)、循证外科学(evidence-based surgery)、循证内科学(evidence-based internal medicine)、循证护理学(evidence-based nursing)、循证检验医学(evidence-based laboratory medicine,EBLM)等,预示着循证医学已广泛应用于医疗卫生的各个领域,循证医学的发展正进入到一个崭新的阶段。

注释:

[1]　冀中,高德馨,张洪铸等编著. 医学模式. 北京:北京医科大学,中国协和医科大学联合出版社.1991:22

[2]　王亚峰,田庆丰,罗艳艳主编. 医学人文学导论. 郑州:郑州大学出版社,2008:83

[3]　[英]安东尼·吉登斯著. 社会学(第 4 版). 赵旭东,齐心,王兵,马戎,阎书昌等译. 北京:北京大学出版社,2003:197

[4]　张大庆主编. 人道主义的凯歌——科学技术与 20 世纪的医学. 太原:山西教育出版社,2002:205

[5]　李道苹主编. 医学信息分析. 北京:人民卫生出版社,2009:214-215

[6]　何兴祥,文卓夫,陈垦主编. 循证消化病学. 北京:清华大学出版社,2008:2-4